Zu diesem Buch

Die einen vermuten Orgien und sexuelle Zügellosigkeit, die anderen Anstrengung und Selbstkasteiung. Wieder andere erwarten Transformation und Heilung. Nach wie vor dunkel und geheimnisumwittert, ist Tantra dabei, die Gedanken vieler zu besetzen. Lebensbejahend, körpernah und von Liebe geleitet, führt dieser alte spirituelle Weg durch die Höhen und Tiefen menschlicher Reifung bis zur vollen Entfaltung.
Als ein Weg des Körpers und des Herzens ist Tantra sozusagen von Kopf bis Fuß auf Liebe eingestellt, denn Liebe heilt, eint und überwindet. Sie bezieht ihre kreative Kraft aus der Sexualität und schwingt sich von dort aus auf zu den höchsten Höhen des Bewußtseins.
Tantra zeigt, wie man mit Hilfe von Atem, Stimme und Körper die Anziehung zwischen den Geschlechtern zur persönlichen Entwicklung und Transformation nutzen kann.
Der Autor ist seit Ende der siebziger Jahre praktizierender Tantriker. Er macht uns mit den historischen Wurzeln dieser Lehre vertraut, beschreibt das Leben als universelles, tragikomisches Spiel und stellt anschließend zahlreiche «Spiele der Liebe» vor: phantasievolle Übungen, die anregen, allein, zu zweit oder in Gruppen durch neue Erfahrungen den eigenen Horizont zu erweitern.

Sugata W. Schneider, Jahrgang 1952, studierte Naturwissenschaften und Philosophie. Zwischen 1971 und 1981 unternahm er ausgedehnte Reisen nach Asien. 1976 lebte er ein halbes Jahr als buddhistischer Mönch in Thailand, 1977 initiierte ihn der Tantra-Meister Osho. Seit 1985 gibt er die Monatszeitschrift *connection* heraus und gründete 1991 die gleichnamige Lebensgemeinschaft in Niedertaufkirchen, wo er heute lebt.

Sugata W. Schneider

TANTRA –

Spiele der Liebe

Mit Fotos
von Horst Lichte

rororo

Rowohlt

Einmalige Sonderausgabe
September 1995

Originalausgabe
Veröffentlicht im Rowohlt Taschenbuch Verlag GmbH,
Reinbek bei Hamburg, August 1994

Redaktion: Horst Speichert
Umschlaggestaltung: Barbara Hanke
(Foto: TCL/Bavaria)

Satz Sabon PostScript Linotype Library, QuarkXPress 3.2
bei Langosch Grafik + DTP, Hamburg
Gesamtherstellung Clausen & Bosse, Leck
Printed in Germany
1400-ISBN 3 499 13828 X

Inhalt

Einleitung
9

KAPITEL 1

Liebe, Sex und Tantra
19

KAPITEL 2

Die Wurzeln des Tantra im alten Indien
41

KAPITEL 3

Das Leben als Spiel
65

KAPITEL 4

Tantra allein
83

KAPITEL 5

Spiele zu zweit
113

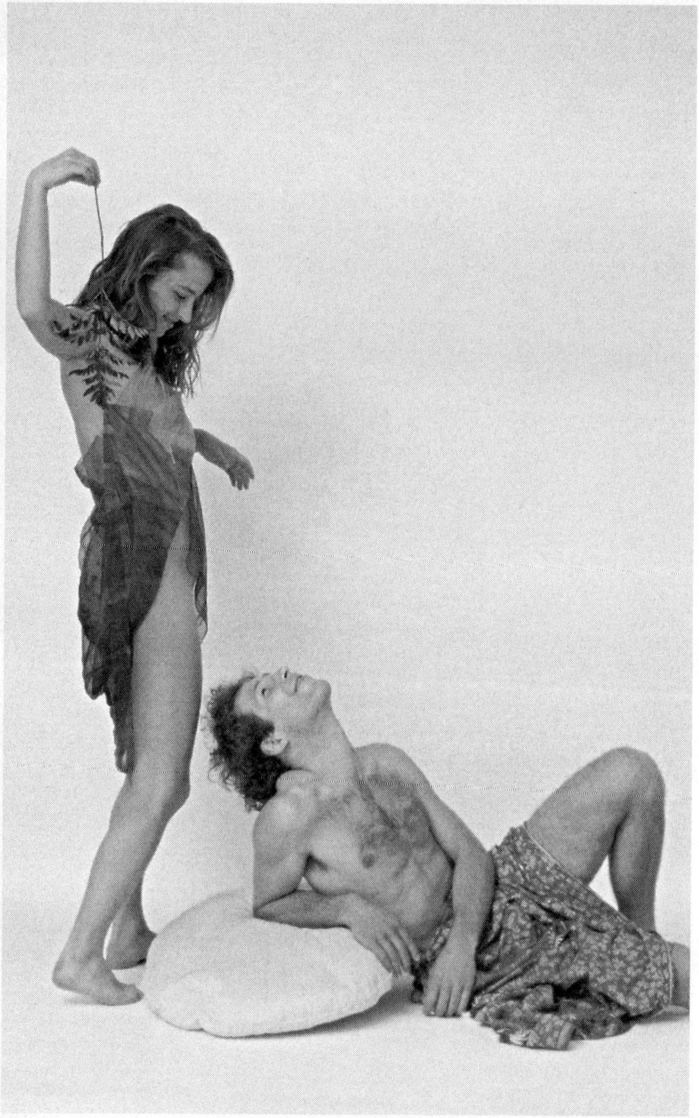

EINLEITUNG

Wenn die Liebe dir winkt,
dann folge ihr …

(Kahlil Gibran)

Tantra ist in den letzten Jahren zu einem populären Begriff geworden. Die Gründe hierfür sind vielfältig. Aids hat unser sexuelles Bewußtsein und Verhalten erschüttert. Unsere emotionalen Beziehungen sind im Umbruch und hinterlassen Frauen wie Männer in tiefen Identitätskrisen. Die meisten Religionen mit ihrer Sexual- und Lebensfeindlichkeit und ethischen Hilflosigkeit sind uns suspekt. Wer sucht dort noch nach Weisheit? Ideologiemüde und mißtrauisch gegen Glaubenssysteme, sehnen wir uns doch nach wie vor nicht weniger nach Liebe, Glück und Frieden.
Tantra beantwortet diese Sehnsucht mit einer erfahrbaren Praxis. Im innersten Kern ist es einfach ein großes Ja zum Leben.
So manches auf dem hiesigen New-Age-Supermarkt, das den Namen «Tantra» trägt, ist allerdings nicht viel mehr als gut gemeint. In vielem sprühen immerhin ein paar Funken von dem «großen Geist» des Tantra. In einigen Fällen ist das Feuer so lebendig wie es je war und sein kann.
Ich bin ich überzeugt davon, daß die heutige westliche Gesellschaft ihr eigenes, authentisches Tantra braucht, das unserem Charakter entspricht. Unsere Kultur ist anders als die der Inder oder Tibeter vor ein- oder zweitausend Jahren, als die wichtigsten Quellen des Tantra entstanden. Und doch gibt es alte Texte, die einen schon beim Lesen in Entzücken versetzen, wie der folgende «Gesang» von Tilopa, der (im Tibet des 11. Jhds.) seinem Schüler Naropa mitteilte:

Mahamudra ist jenseits aller Worte und Symbole,
aber dir, Naropa, aufrichtig und treu,
sei dennoch so viel gesagt:
Die Leere braucht keine Stützen,
Mahamudra ruht auf nichts,
ohne jede Anstrengung,
einfach nur, indem du gelöst und natürlich bleibst,
kannst du das Joch zerbrechen
und Befreiung erlangen.

Tantra ist etwas Natürliches, oder es ist nicht Tantra. Es geht mit Leichtigkeit, oder es geht gar nicht. Es führt in die Tiefe, zu all der Erkenntnis, die wir je wollten – oder wir sollten es nicht Tantra nennen. Bewußter Sex, androgyne Liebesweisheit oder ganzheitliches Visualisieren ist auch schon ganz schön man muß ja nicht gleich alles Tantra nennen, was mit Sex und Bewußtsein zu tun hat und ein gutes Gefühl hinterläßt.

Vom Umgang mit diesem Buch

Wer sich für Tantra interessiert und einfach mal hineinschnuppern will, kann dieses Buch als Einsteiger-Lektüre verwenden, denn es führt geradewegs, und zwar spielerisch, zur Praxis, und nur in der Praxis kann man Tantra wirklich kennenlernen. Für diejenigen, die bereits wissen, daß Tantra für sie das Richtige ist, und die diesen Weg nun mit Entschiedenheit gehen wollen, kann das Buch eine Vertiefung oder Erweiterung der Praxis sein.
Über das Historische und Systematische des Tantra gibt dieses Buch nur sehr unvollständig Auskunft, und es ist auch nicht als Hand

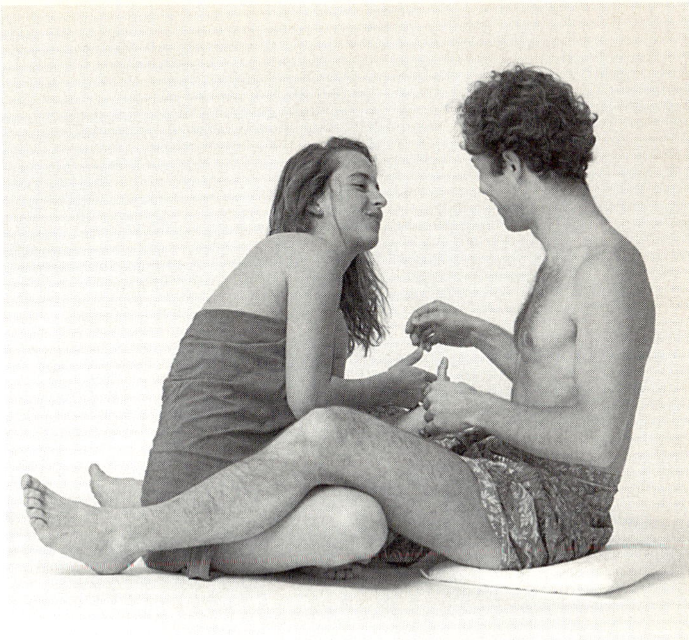

Tantra ist natürlich und spielerisch

buch für den Übenden gedacht. Für beide Zwecke gibt es besser geeignete Bücher – ein paar Empfehlungen gebe ich im Anhang.
Es geht hier um das Spielerische im Tantra. Der Untertitel heißt «Spiele der Liebe», denn es geht im Tantra um Liebe, nicht um Körperakrobatik. Tantra ist eine Liebeskunst, auch was den Umgang mit sich selbst anbelangt. Das Spielerische ist im Tantra zentral, seine Übungen entfalten ihre wahre Wirkung erst , wenn sie spielerisch gehandhabt werden. Den theoretischen Hintergrund habe ich im dritten Kapitel S. 65–81 angerissen, die praktischen Spiele sind im vierten bis sechsten Kapitel S. 83–173 beschrieben.

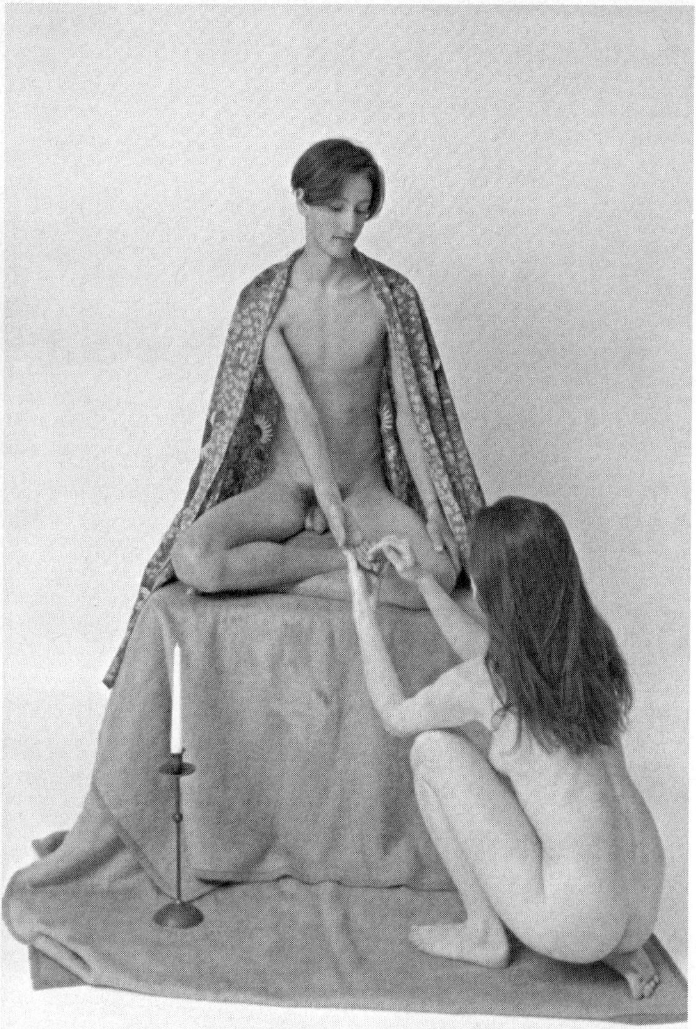

Spiele, die auch Rituale, Übungen oder Meditationen sind

Dieses Buch braucht nicht der Reihe nach gelesen zu werden. Greif dir einfach ein Kapitel heraus, das dich gerade anspricht. Wenn du Lust hast auf ein Spiel, dann wähl dir aus dem entsprechenden Kapitel (allein, zu zweit, für Gruppen) heraus, was paßt. Fast alle Spiele kannst du allein oder mit den von dir gewählten Partnern praktizieren, was aber nicht heißt, daß sie mit einem guten Spielleiter – oder noch besser: einer guten Spielleiterin – nicht noch wesentlich mehr hergeben würden.

Spiele, mit denen du vielleicht Probleme bekommen könntest, habe ich als solche gekennzeichnet.

Bei allen gilt die **Grundregel**: Tu nichts, was dir zutiefst zuwiderläuft oder wovor du große Angst hast! Es sei denn, du hast einen wirklich vertrauenswürdigen Begleiter dabei, und du legst großen Wert darauf, auch diesen zunächst Angst oder Ekel auslösenden Bereich näher kennenzulernen.

Es macht Sinn, die **Spielregeln** einzuhalten. Wenn du ein Spiel abändern willst, mach dir (und eventuellen Partnern) klar, daß du diese Regel nun abänderst, und spiel dann mit der neuen Regel. Das verwässernde Aufweichen von einmal (auch mit dir selbst) vereinbarten Spielregeln kann dazu führen, daß der Spaß oder Nutzen des Spiels verlorengeht, in dem du etwa gerade über das, worauf es ankommt, hinweggehst.

Was hier als *Spiel* bezeichnet wird, kann auch als «Übung» verstanden werden, also als *Tantra-Übung*. Diese Sichtweise geht davon aus, daß der Mensch ein permanent lernender Organismus ist. Wir hören nie auf, dazuzulernen und uns weiterzuentwickeln. In diesem Sinne sind die aufgeführten Spiele *Lernsituationen*, in denen wir uns mit einem noch wenig bekannten Teil von uns vertrauter machen und das entsprechende Verhalten, Fühlen und Denken einüben.

Viele der Spiele könnte man auch *Rituale* nennen. Der Ritualcharakter eines Spiels ist stärker, wenn es tiefe, unter der Oberflächenpersönlichkeit ruhende, archetypische Seiten berührt. Es bekommt dadurch einen heiligen Charakter. Auch das Heilige wird im Tantra, ebenso wie das Spielerische, nicht als etwas Begrenztes verstanden. Alles ist heilig. Durch bestimmte Spiele oder Rituale berühren wir diese Ebene aber in besonderem Maße. Vor allem durch unsere Einstellung zu einzelnen Bewegungen und Vorgängen können wir einem potentiell oberflächlichen Geschehen die Tiefe eines Rituals geben.

Als viertes schließlich kann man die Spiele, Rituale und Übungen dieses Buchs auch als *Meditationen* verstehen. Genauer gesagt sind es Vorbereitungen für Meditation, denn die eigentliche Meditation, das Versinken in wache Entspanntheit, kann man nicht ohne weiteres durch eine äußere Form herbeiführen. Man kann durch Formen und Übungen aber sehr wohl die Voraussetzungen dafür schaffen und das Ereignis begünstigen.

Üblicherweise nennt man zum Beispiel das Verharren im Lotussitz bei Beobachtung des Ein- und Ausströmens des Atems schlichtweg Meditation, egal, ob dabei die Gnade der Auflösung der Ich-Illusion eintritt oder nicht.

Ebenso erlaube ich mir, auch die Spiele und Übungen dieses Buchs, die allesamt darauf angelegt sind, die Auflösung der Ich-Illusion zu begünstigen, Meditationen zu nennen. Eine Garantie der Wirkung ist damit nicht gegeben. Im Gegenteil ist es oft eher so, daß diese Auflösung leichter eintritt, wenn die Meditationsübung als Spiel verstanden wird, als wenn man die Auflösung ernsthaft erstrebt.

Gott selbst ist ein Spieler. Er versteckt sich in seinem Tanz und blinzelt uns dabei aus den verblüffendsten, anscheinend «unheiligen» Situationen oft viel unmißverständlicher zu als hinter dem Schleier ernsthafter Übung.

«Shakti» und «Shiva»

Abschließend noch etwas zu einer Sprechweise, die im Tantra üblich ist. Männer nennen ihre Frauen «Shakti» und Frauen ihre Männer «Shiva». Diese Bezeichnung kommt aus dem hinduistischen Tantra des alten Indien, in dem Shiva der Name des höchsten Gottes ist und Shakti seine Geliebte, der weibliche Teil von ihm.

Im modernen Tantra geht man nicht mehr von einem Herrschergott aus, sondern von einem Paar aus zwei gleichwertigen Individuen, das die höchsten, göttlichen Eigenschaften in uns verkörpert. Wenn ich dich als «Shakti» anrede, meine ich die Göttin in dir, wenn ich «Shiva» zu dir sage, meine ich den Gott in dir. Dahinter steht die Vorstellung, daß alle Frauen Verkörperungen der einen Göttin sind und alle Männer Verkörperungen des einen Gottes und daß die beiden in Vereinigung das ganze Universum verkörpern. Auf dieser Ebene erlischt jede Eifersucht. Trennungen werden nur noch als pro forma empfunden, und die Liebe der sich Vereinigenden umfaßt alles, was ist.

Niedertaufkirchen, im April 1994 Sugata W. Schneider

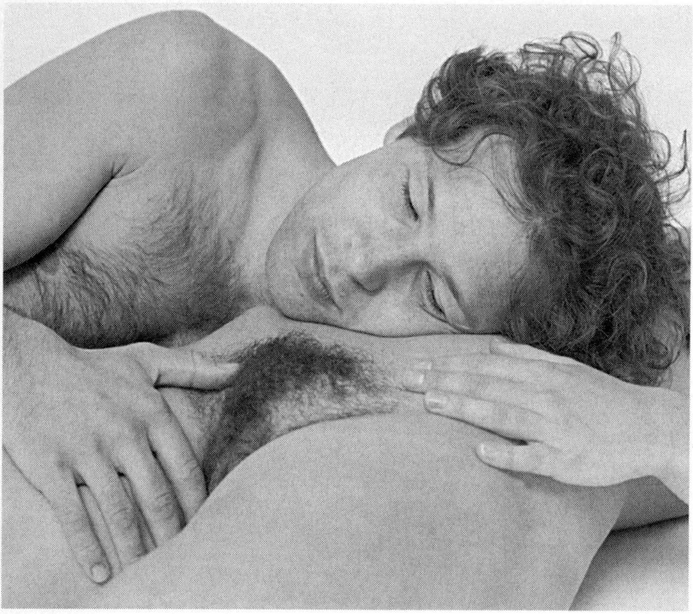

KAPITEL 1

LIEBE, SEX UND TANTRA

Sex ist nur der erste Schritt, nicht der letzte.
Aber wenn man versäumt, den ersten Schritt zu tun,
versäumt man natürlich auch den letzten.

(Osho)

Tantra ergreift den Westen. Lange Zeit nur einer kleinen Insider-Szene bekannt, sickert, verstärkt seit Ende der 80er Jahre, einiges Wissen von dieser geheimnisvollen Liebeskunst aus dem alten Indien über Frauenzeitschriften, Illustrierte und das Fernsehen mehr und mehr auch in das allgemeine Bewußtsein ein. Diese Botschaften wecken das Bedürfnis nach mehr und genauerer Kenntnis, treffen sie doch auf eine diffuse, gleichwohl starke Sehnsucht.
Mit Tantra scheint es ähnlich zu gehen wie vordem mit Yoga. Yoga ist inzwischen fast so «normal» wie Turnen, Skifahren oder autogenes Training: Yoga für Schwangere, Yoga für Senioren, Yoga für dies und das. Aber Tantra? Noch kann sich wohl kaum jemand vorstellen, am Mittwochabend in die Volkshochschule zum Tantrakurs zu gehen und da nette Menschen kennenzulernen.
Tantra ist jedoch ebensowenig eine sektiererische oder elitäre Angelegenheit wie Yoga. Die Wurzeln liegen wie die des Yoga im alten Indien, der Anspruch ist ähnlich universell, aber anders als Yoga hat Tantra Antworten auf aktuelle Fragen des ausgehenden Jahrhunderts.
Wie sich nach der Auflösung des jahrtausendealten Patriarchats das neue Verhältnis zwischen Mann und Frau entwickeln wird, ist neben der ökologischen Frage *das* zentrale Thema unser Gesellschaft. Gesucht ist eine weiblichere, liebevollere, natürlichere Lebensweise. Auf dem Weg dahin hat sich schon so mancher im

zähen Gespinst vielfältig ineinandergreifender alter Strukturen verfangen und dabei Eigenschaften des zu Überwindenden angenommen.

Tantra kann helfen, uns mit neuen Ideen und einer rücksichtsvollen Ethik aus dieser Verstrickung zu lösen. Und dabei werden wir nicht genötigt, in das feste Gebäude einer Ideologie oder Moral einzuziehen. Tantra macht vielmehr Türen auf, uns durch Einsicht, Liebe und eine spielerische Grundeinstellung zum Leben weiterzuentwickeln.

Allerdings: Nicht alles, was sich des Begriffs «Tantra» bedient oder auch bemächtigt, stimmt mit dieser Sicht von Tantra überein.

Was ist Tantra?

M*anche* verstehen Tantra einfach als sexuelle Freizügigkeit mit religiösem Anspruch. Andere meinen damit geheimnisvolle sexuelle Rituale, also eher das Gegenteil von freizügigem Sex: Die Regeln der Rituale schränken den Sex ein, sei es im hinduistischen, im buddhistischen oder in sonst einem kulturellen Kontext.

In dem weitverbreiteten Buch *Das Tantra der Liebe* von Ashley Thirleby heißt es über Tantra: *«Dieser ritualistische Weg zu sexueller Lust und Ekstase liefert einen immer weiter anwachsenden Fluß sexueller Energie, die jedem Verlangen im Leben zur Befriedigung verhilft»*, und an anderer Stelle: *«Tantra ist nicht ‹meditativ›. Tantra vermeidet nachdrücklich die üblichen Formen der ‹Meditation›, die als ‹repressiver, passiver Vorgang› betrachtet wird.»*

Wer die Befriedigung jedes Verlangens verspricht, muß auch an

anderer Stelle lügen: «*Tantra kennt weder sexuelle Frustration noch Hemmungen.*»
Auch Tantra trifft bei vielen auf den verbreiteten unauslöschlichen Traum vom sexuellen Paradies auf Erden, das keinen Schmerz und keine Frustration kennt. Das formt sich unter der Überschrift Tantra in der Phantasie zu einer Aufeinanderfolge von Orgasmen, nur unterbrochen von den fleißigen Übungen des brav seine Mantras murmelnden Tantrikers. Eine um Ehrlichkeit bemühte Darstellung von Tantra kann das Auf und Ab unserer Gefühle, von Erfolg und Mißerfolg, Liebe und Lieblosigkeit nicht übersehen. Es ist möglich, daß wir unser Liebesleben verbessern und Genüsse kennenlernen, von denen wir bisher kaum zu träumen wagten. Das Leiden des Individuums aufheben, das sich von der Natur und anderen Menschen getrennt wähnt, können wir nicht. Dieses Leiden aufzuheben helfen auch nicht die kunstvollste sexuelle Gymnastik, Visualisierungen und heilige Worte.

Jenseits des Ego

Eine tiefergehende, d. h. realistische Darstellung von Tantra muß deshalb die Meditation betonen, jene Praxis, die zur Transzendenz des «Ich» führt. Ob diese Auflösung des beschränkten Ich-Bewußtseins durch Überschreiten oder durch Einengen von Grenzen erreicht wird, «ist der Erleuchtung schließlich egal».
Einen noch so freizügigen und phantasievollen Sex, der über das Ich-Bewußtsein des einzelnen Körpers oder Charakters nicht hinausgeht, kann man demnach nicht als Tantra bezeichnen, ebensowenig wie eine Einschränkung des Sex durch Riten, die nicht zur Auflösung innerer Grenzen führen.

Tantra ist nur Tantra, wenn es «religiös» ist.

Ich nenne eine Praxis dann religiös, wenn sie die «Außengrenze» des Ego überwindet und sich an das Ganze wendet, das ungetrennte und untrennbare Ganze, das alle Teile umfaßt.

Sexualität, in all ihrer Macht, Lust und natürlichen Intimität ist für uns die ideale Möglichkeit, eine solche Religiosität zu praktizieren. Und eine solche Praxis nenne ich Tantra, wie rituell oder freizügig auch immer sie sich äußern mag.

Dieser Begriff von Religiosität als Transzendenz des Ich-Bewußtseins darf natürlich nicht als Lob von «Unpersönlichkeit», Regression oder ichüberschreitenden Psychosen verstanden werden. Religiöse Ergriffenheit sieht einer krankhaften Verrücktheit zwar oft täuschend ähnlich, ist im Kern jedoch etwas völlig anderes. Entscheidend dabei ist, daß Religiosität, wie ich sie meine, immer Zugang zum Alltags-Ich bewahrt.

Transzendenz ist auch keine Antihaltung. Das Überschreiten des Ich-Bewußtseins richtet sich gegen nichts – es wäre sonst kein Überschreiten, sondern eine neue Ich-Position.

Für Religionen ist es typisch, daß sich ihr Streben nach Transzendenz häufig in Ablehnung oder Verdrängung des zu Überwindenden, darunter insbesondere Sex, Gier und Wut, verkehrt. Das mündet dann oft in gewaltsame Unterdrückung oder Frömmelei.

Auch Tantriker sind in ihrem religiösen Streben – insofern es eben ein Streben ist und keine Verwirklichung – gegen solche Gefahren nicht gefeit. Ihre besondere Beziehung zur Sexualität verringert allerdings die Wahrscheinlichkeit, daß sie von diesen Spielarten der Neurose geplagt werden. Die tantrische Praxis fördert mit ihrer weitgehenden Toleranz, ihrer Haut- und Herzensnähe sogar auf bemerkenswerte Weise psychische Gesundheit. Dies kann ich sagen, obwohl die wissenschaftliche Untersuchung der Wirkungen tantrischer Praxis noch in den Anfängen steckt.

Einen solchen Anfang macht das Forschungsprojekt von Monika Kattenbeck, die die Wirkungen einer Tantra-Jahresgruppe unter der Leitung von Margo Anand nach wissenschaftlichen Kriterien auf Persönlichkeitsfaktoren, funktionelle und somatische Beschwerden, Beziehungs- und Liebesfähigkeit untersucht hat. (Ein Auszug aus den bemerkenswerten Ergebnissen ist erhältlich bei Dipl.-Psych. Monika Kattenbeck, Bauerstr. 15/III, D-80796 München.)

«Nun haben Sie vielleicht schon davon gehört, daß der tantrische Weg von allen buddhistischen Schulungswegen der schnellste, aber auch der gefährlichste ist», warnt der tibetisch-buddhistische Tantra-Meister Dagyab Kyabgön Rinpoche. *«Ein tibetisches Sprichwort sagt: ‹Tantra praktizieren heißt, sich wie eine Schlange in einem senkrecht stehenden Rohr zu bewegen – es geht entweder aufwärts oder abwärts, eine andere Möglichkeit gibt es nicht.› Was soll nun an der Sache so gefährlich sein? – Die konventionelle Realität mit all ihren gewohnten und vertrauten Bezugspunkten in Frage zu stellen oder sogar zeitweise zu verlassen ist eine Erfahrung, die den Menschen bis ins Innerste erschüttert.»* Durch solche Warnungen können Neulinge *«leicht den Eindruck bekommen, es handle sich bei den ‹Tantrikern› um einen Insider-Club, der seine Geheimnisse nicht preisgeben will. Tatsächlich ist es aber so, daß die Geheimnisse sich selbst schützen. Die tantrische Realität ist so beschaffen, daß man, beladen mit dem Marschgepäck einer egozentrischen Grundhaltung, dort nicht Fuß fassen kann. Es funktioniert einfach nicht, weil das geistige Muster einer solchen Einstellung dort von selbst ‹durch den Raster fällt›.»*

Aids und die Rache der Götter

Die Bedrohung durch Aids hat uns in unserem bisherigen Umgang mit Sexualität zutiefst verunsichert. Die Tür in eine Welt des sorglosen Sex, die die Pille seit Anfang der 60er Jahre anscheinend öffnete, scheint Mitte der 80er Jahre Aids wieder verschlossen zu haben. Unser Verhalten hat sich geändert und auch unser Bewußtsein. Was auch immer sich als Ursache des unter dem Namen Aids zusammengefaßten geheimnisvollen Symptomenkomplexes herausstellen wird, es hat sicherlich auch mit Sex zu tun. Vielleicht hängt dies auf einer tieferen Ebene damit zusammen, daß die sogenannte Sexuelle Revolution der sechziger und siebziger Jahre die Bedeutung eines verantwortlichen und liebevollen Umgangs mit den mächtigen Energien des Sex unterschätzte.

Eines jedoch ist sicher: Wir brauchen Aids nicht zum Totengräber unserer sexuellen Befreiung zu machen. Safer Sex braucht kein Sextöter zu sein und erst recht kein Liebestöter – und das Praktizieren von Safer Sex im Falle wechselnder Partner sollte für Tantriker eine Selbstverständlichkeit sein.

Sexualität ist neben Flucht, Angriff und Fressen die mächtigste unserer Energien, sie ist die fundamentale *kreative* Kraft in unserem Leben, die Kraft, aus der wir erschaffen wurden und mit der wir weiteres Leben erschaffen. Wer Sex wie Tennis oder Radfahren, Bridge oder Basteln nur als ein weiteres «Freizeitvergnügen» betrachtet, der unterschätzt und vergeudet diese fundamentale Kraft und ihr transformatives Potential.

Sex verändert unser Leben mehr als alles andere.

Mit wem wir unsere Sexualität leben, ist für uns normalerweise von weitaus größerer Bedeutung, als mit wem wir wohnen oder arbeiten oder sogar, von wem wir finanziell abhängig sind.

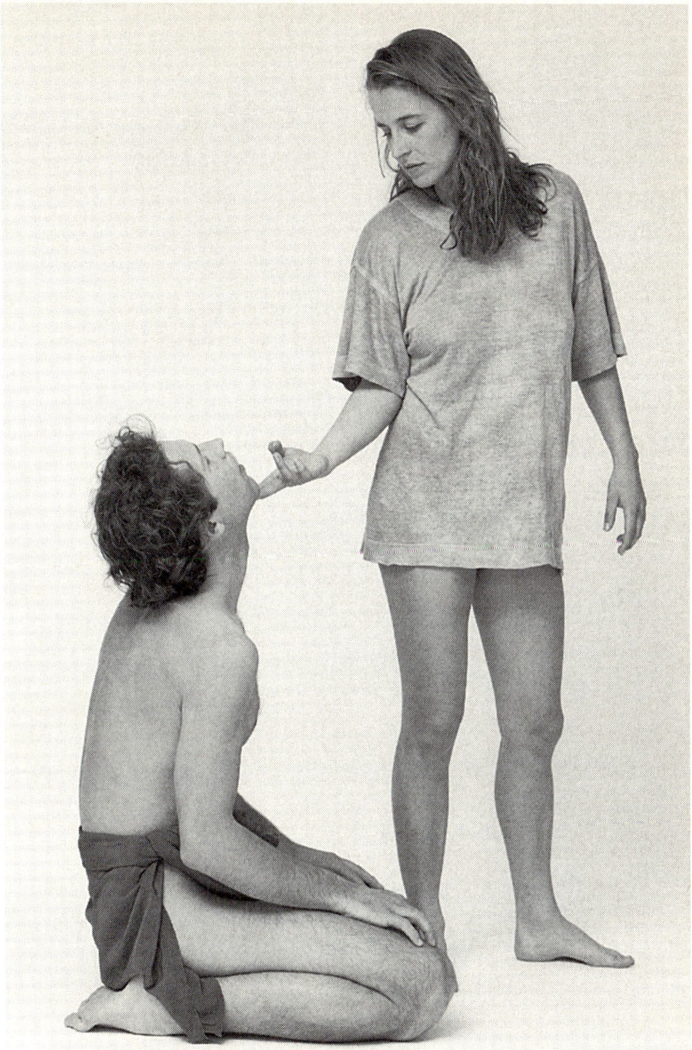

Der Gott der Sexualität ist ein mächtiger Gott

Unsere sexuellen Beziehungen sind die wichtigsten Beziehungen in unserem Leben. Sie verdienen es, nicht nur als Quelle von *instant satisfaction* betrachtet zu werden.
Früher, in Zeiten einer archaischen Religiosität, hätte man vielleicht gesagt: Der Gott der Sexualität ist ein mächtiger Gott; wer ihn nicht respektvoll behandelt, an dem wird er sich rächen (zum Beispiel durch Aids). Die Göttin des Sexes ist eine Göttin der Schöpfung, der Fortpflanzung und unserer fundamentalen Lust- und Lebensenergie. Sie verdient einen wichtigen Platz in unserem Leben. Daß wir uns heute kaum noch in solchen Mythen ausdrücken, beweist nicht, daß diese Energien für uns weniger wichtig wären. Sexualität ist nach wie vor unsere zentrale und fundamentale Lebensenergie. Aus ihr quillt eine anarchische Kraft, die imstande ist, alle künstlichen Strukturen, die auf diese Lava gebaut wurden, hinwegzuschwemmen.

Liebe ist Meditation

Tantra ist der spirituelle Weg der Liebe, der Sexualität als Ausgangsstoff nutzt, sie verfeinert und entwickelt bis zu den höchsten Formen der Liebe und des Bewußtseins.
Was aber ist Liebe? Generationen von Philosophen haben Liebe zu definieren versucht – von einem allgemein akzeptierten Ergebnis dieser Untersuchungen habe ich nichts gehört. Vielleicht muß jede neue Generation den Begriff für sich neu definieren, vielleicht sogar jedes Individuum. Insofern möchte ich hier hauptsächlich für mich als Individuum sprechen, ein bißchen auch für meine Generation.
Mit 21 als Student in München, noch völlig unbeleckt von jegli-

chem transzendentalen Jargon, war ich monatelang schrecklich verliebt in eine Freundin meiner Schwester. Ihr Schwanken zwischen völliger Offenheit und großer Reserviertheit ließ mich ihr mal sehr nahekommen, dann wieder weit abseits stehen. Eines Tages besuchte ich sie in ihrer Wohnung und saß nur einfach da. Sie nähte und ließ sich meine Anwesenheit gefallen.

Während meine Gedanken um sie kreisten, wurde mir plötzlich bewußt, daß ich für mich selbst gar nicht mehr da war. Nur noch sie war im Raum. Statt auf sich selbst zu achten, wie es sich für ein Individuum gehört, das überleben will, hatte ich Augen, Ohren und Empfindungen nur noch für sie. Ich hatte meinen Körper nach wie vor unter Kontrolle, das Ziel meiner Bewegungen aber war nicht mehr dieser Organismus, sondern jener. Immerhin war mir diese Verwandlung bewußt genug, um sie denken zu können, und ich war naiv genug, sie auch noch auszusprechen, woraufhin mich das Objekt meiner Gefühle noch in derselben Stunde verjagte.

Nicht immer überwältigt Liebe dermaßen. Es gibt auch gesündere Formen, in denen etwa die Bedürfnisse des eigenen Organismus ein gleichwertiges Anliegen sind neben denen des geliebten anderen. Immer aber ist Liebe Zuwendung, Hinwendung, Widmung, hingebungsvolles Sein mit etwas oder jemand.

Liebe ist letztlich vom Objekt unabhängig. Indem sich die Hinwendung ihrer selbst bewußt wird, kann sie fortbestehen, auch wenn das Objekt sich wandelt. So kann sich das (vermeintlich) selbe Objekt verändern, wie etwa in der Liebesbeziehung zweier sich verändernder Partner. Oder das Objekt wechselt, wenn etwa die Liebe des Dalai Lama mal die eine, mal die andere Zuhörerschaft segnet.

Insofern ist Liebe dasselbe wie Meditation. Der Weg über den andern, den Partner, das Objekt der Anbetung und Liebe, ist al-

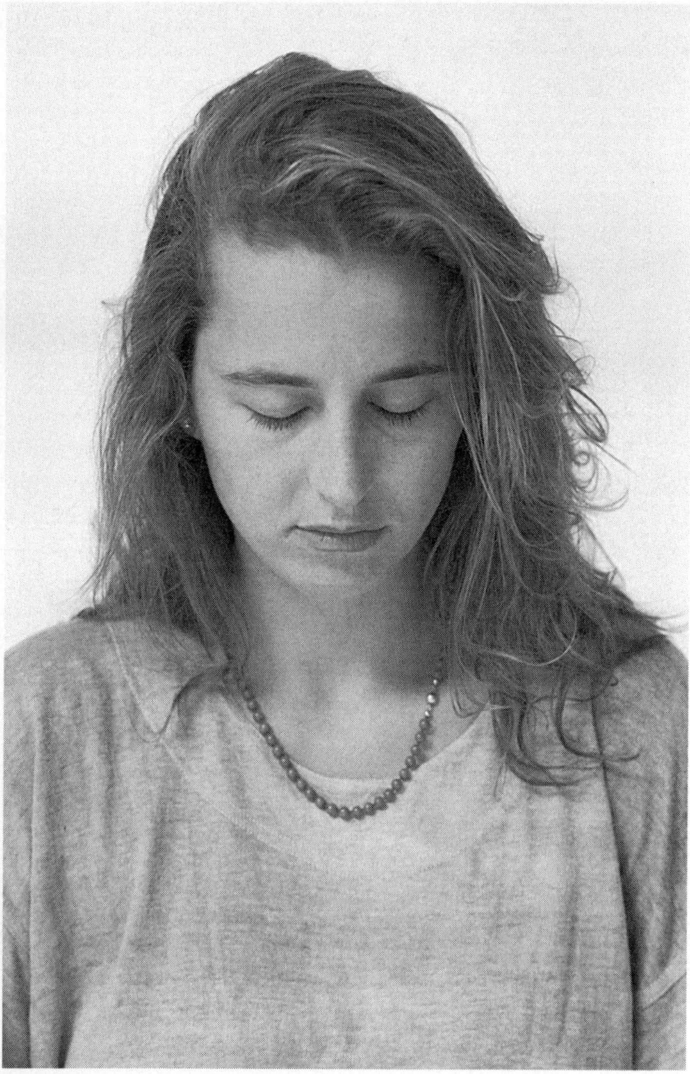

Liebe ist letztlich dasselbe wie Meditation

lerdings ein sehr schöner und natürlicher Weg zu diesem heiligen Zustand. Bedingungslose Liebe braucht, wie gesagt, keine Bedingungen, sie ist objektunabhängig, jenseits von allen Umständen, sie ist also in dieser Hinsicht dasselbe wie Meditation.

Warum wir auf Tantra warten

Die letzten Jahrzehnte des 20. Jahrhunderts in der westlichen Hemisphäre sind durch rapiden und radikalen Wandel der menschlichen Beziehungen gekennzeichnet. Die Ehe als Institution findet immer weniger Anklang, Familien lösen sich auf, der Anteil der Alleinerziehenden nimmt ständig zu.

Ausbildung, Fortbildung und Umschulung verlängern sich, immer öfter unterbrochen von Zeiten der Arbeitslosigkeit. Wir steuern auf eine Single-Gesellschaft permanent Lernender, Job-, Liebe-, Wohnung- oder Beziehungssuchender zu.

Mitte der 90er Jahre gibt es zwölf Millionen Singles in Deutschland, in den Städten besteht fast jeder zweite Haushalt aus nur einer Person. Wer mit dreißig oder vierzig noch keinen Mann oder keine Frau fürs Leben gefunden hat, braucht nicht mehr zu befürchten, schließlich auf einem leergefegten Beziehungsmarkt allein dazustehen.

Überhaupt «Beziehung»! In Australien ist die De-facto-«relationship» zwischen Mann und Frau bereits vor dem Gesetz der Ehe gleichgestellt. Auch in Europa zeichnen sich ähnliche Lösungen ab. Wo es einst nur das Entweder-Oder gab – entweder du bist verheiratet, dann toleriert die Gesellschaft deine Sexualität, oder du bist es nicht, dann vergiß besser, daß du als geschlechtliches Wesen geboren wurdest –, wird inzwischen ein breites Spektrum von Beziehungen toleriert: körperliche, geistige, herzliche und alle Mischungsverhältnisse daraus. Freundschaften sehr verschiedener Tiefe und Eigenart dürfen nebeneinander bestehen und zu der Entfaltung der menschlichen Möglichkeiten beitragen.

Die hauptsächlich ökonomische Ehe der Bauerngesellschaft ist durch das Ideal der Liebesehe in der bürgerlichen Gesellschaft abgelöst worden und macht nun dem Paradigma einer evolutionären Beziehung Platz: Wir sind nicht mehr ein Paar, weil es ökonomisch notwendig ist oder weil die große Liebe uns zusammengeführt hat, sondern weil wir aneinander und miteinander wachsen können.

Dieser letzte Paradigmenwechsel ist noch im Gange. Der in der spirituellen Szene so populäre Begriff der Seelenpartnerschaft gehört historisch noch in die romantische Zeit der Liebesehe, während die Idee des Aneinander-Wachsens durch Herausforderungen dem neuen, evolutionären Paradigma zugeordnet werden kann.

Wer unsere Gesellschaft aus einer anderen Zeit oder Kultur betrachtete, könnte sie für «oversexed» halten: Die Werbung, die Mode, die Medien – wo man auch hinsieht oder -hört, geht es mehr oder weniger explizit um Sexualität, Jungsein, erotische Anziehungskraft, sexuelle Skandale.

Weniger sichtbar ist, was die Statistiken sagen: Unsere tatsächliche sexuelle Aktivität nimmt ab, wir berühren uns weniger und vögeln weniger. Was zunimmt, sind der einsame Sex der Masturbation und der Voyeurismus, das Zuschauen beim Sex, vor allem auf bewegten Bildern. Dem entspricht, wenn die Statistiken über Deutschland in den neunziger Jahren von zunehmender Kontaktscheu bis hin zu extremer Isolation sprechen.

Die psychischen Krankheiten nehmen anscheinend immer noch zu, nicht nur unsere Sensibilität dafür. Die Zunahme von Drogenabhängigkeit, darunter am verbreitetsten Tablettensucht und Alkoholismus, ist weithin bekannt; ein rapides Anwachsen anderer Süchte, wie etwa TV-Konsum und Essen (oder Essensverweigerung), zeigt sich in Umrissen. Zum Desinteresse an den Kirchen kommt die Politikverdrossenheit, bis hin zur Abscheu vor Politikern und Klerikern (letzteres so nüchtern aufgezeichnet in Drewermanns «Psychogramm eines Ideals») und eine Ungeduld, was das Tempo der ökologischen Umstrukturierung unserer Gesellschaft anbelangt. Dabei gibt es aber nicht mehr, wie noch weitgehend in den sechziger oder siebziger Jahren, *eine* APO, Gegenkultur oder gesellschaftliche Alternative, sondern deren viele: einen riesigen Markt von mehr oder weniger esoterischen Sinnanbietern, der in seiner Unübersichtlichkeit dazu beiträgt, die allgemeine Verwirrung noch zu vergrößern.

Vom Sex zur Glückseligkeit

In dieses historisch-soziale Feld fallen nun die Keime der Weltsicht und Lebensweise des Tantra. Die Tantriker hoffen nicht, auf dem bisherigen religiösen Wege in Weltabgewandtheit und Verzicht Glückseligkeit zu finden, sie suchen und finden Liebe, Glück und Stille im Lärm und Chaos des Diesseits. Die tantrische Lehre nimmt die fundamentale kreative Kraft unter unseren Lebensenergien, die Sexualität, zum Ausgangspunkt der Suche nach den höchsten Werten.

Das ist der Weg: vom Sex zur Glückseligkeit, von den Genitalien zum Gehirn. Dazwischen aber hat die Natur uns noch einige andere Organe gegeben, im Zentrum von allen das Herz.

In der altindischen Lehre von den sieben Chakren, die der Schüler

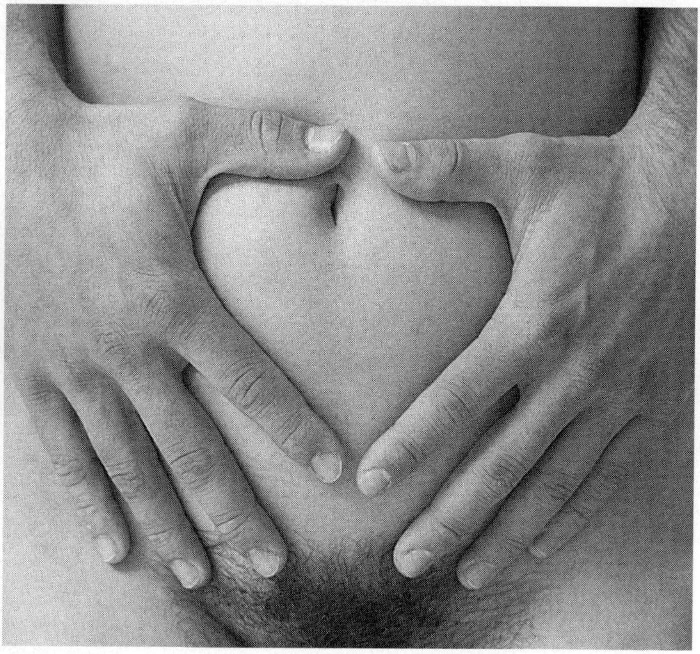

Vom Sex zur Glückseligkeit, von den Genitalien zum Gehirn

auf dem Weg zur Erleuchtung zu durchschreiten hat, gelangt er von den untersten Chakren, die im Genitalbereich liegen, über das Powerchakra (im Nabelbereich), das Herzchakra und das Kommunikationschakra (in der Nähe der Kehle) zu den höchsten Chakren im Augenbrauen- und Scheitelbereich.

In der Mitte liegt das vierte Chakra, das Herz. Das Bild des Erkletterns einer Leiter gibt jedoch nur ein recht simples, lineares Verständnis der komplexen, vielschichtigen Lehre der Chakren. Stellen wir uns lieber das Bild eines Musikers vor, der ja mehr als nur die Tonleiter von unten nach oben spielt. So wie ihm die Töne sind dem vollendeten Yogi oder Tantriker alle Chakren gleichwertig – außer vielleicht dem einen, besonderen, das sich ganz in der Mitte befindet...

Warum lieben wir uns nicht einfach?

Wer den Weg des Herzens oder der Liebe gehen will, riskiert etwas. Verliebt zu sein ist, als hättest du einen magischen Trank zu dir genommen, der alles verwandelt: Was eben noch dunkel und undurchschaubar schien, wird nun hell, was schwer war, wird leicht. Menschen, Tiere und Pflanzen beginnen in ihrer natürlichen Schönheit zu strahlen, es ist eine Lust, auf der Welt zu sein. Neben diesem Glück aber gähnt ein Abgrund. Der/die Geliebte ist für mich unerreichbar, lehnt mich ab, wir müssen uns trennen, die Gefühle sind unerträglich, ich habe mich hingegeben in meiner Naivität, jetzt bin ich verloren.

Oder wir geraten in die zu Beginn etwas gnädiger aussehende Variante des *Samsara* (indisch für: das ewige Spiel der Wiederkehr; das Gegenteil von Nirwana): Aus Flitterwochen werden Ehemonate, Jahre verständnislosen Alltags; enttäuscht und verbittert, enden wir schließlich ohne Hoffnung und machen über die Liebe nur noch Witze.

Wenn du es in diesem Gegensatz nicht aushalten kannst, das Spiel mit dem Feuer scheust, weil es dich verbrennen könnte, dann träume lieber nicht von der Liebe. Sie ist nicht für dich gemacht. Liebe und Sicherheit passen nicht zusammen. Und wer sich nicht in die Liebe hineinwagen will, der braucht sich auf die spirituelle Reise gar nicht erst zu begeben: Das Feuer der Selbsterfahrung ist noch heißer als das der Liebe, die Verlorenheit noch unermeßli-

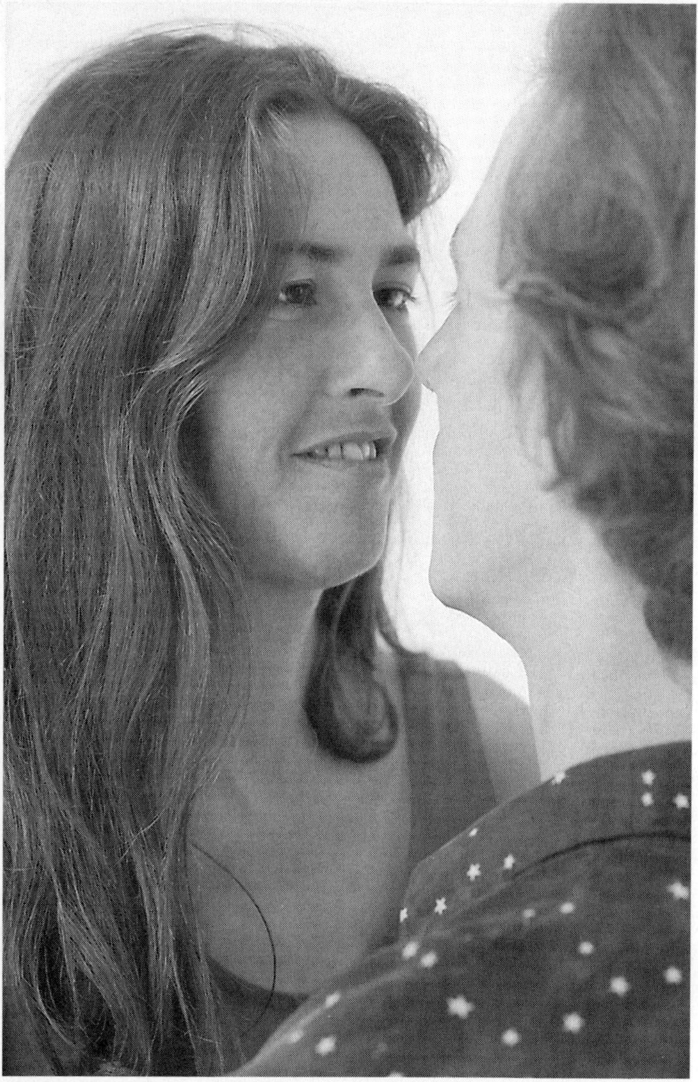

Deine Liebe erinnert mich daran, mich selbst zu lieben

cher, der Abgrund ohne Boden. Und doch ist genau das der Weg. Ich sehe Menschen beim Frühstück Zeitung lesen, sehe sie an langen Abenden Karten spielen oder fernsehen, und oft genug höre ich sie jammern über Geldmangel oder die Schwierigkeiten des Lebens an sich. Warum gehen wir nicht miteinander ins Bett und lieben uns? Zärtlich sein, uns streicheln und massieren, im warmen Wasser baden und uns mitteilen von unseren größten Wünschen und Befürchtungen. Niemand wird mehr bei uns wegen seiner Liebe als Ketzer verbrannt, von der Gemeinschaft exkommuniziert oder vom Gesetz des Staates grausam verfolgt. Wir sind frei. Warum nutzen wir diese Freiheit nicht?

Es geht nicht darum, daß nicht auch Zeitunglesen und Kartenspielen Spaß machen. Man kann beides übrigens mit Tantra verbinden. Aber die wenigsten derer, die Zeitunglesen, Fernsehen und Kartenspielen genießen, haben viel vom Geist des Tantra in ihrem Leben. Unser Leben ist vollgestopft mit Unterhaltsamem und vielfältigen Aktivitäten. Aber Liebe? Spirituelle Reifung? In unserem von Produktion und Konsum dominierten Alltag hat das kaum Platz.

Den Grund dafür vermute ich weniger im mangelnden Wünschen. Fast alle wünschen sich ein schönes Leben mit viel Liebe und Sex. Zum einen scheint mir die Ursache in der *mangelnden Entschiedenheit* unseres Wollens zu liegen: Man hat zwar nicht sonderlich viel vom Leben, aber irgendwie ist es doch auch wieder nicht so schlimm. Zum andern ist es aber auch ein vertracktes *Nicht-Können*: Die meisten von uns sind unfähig, sich selbst zu lieben und sich selbst als schön zu empfinden. Letztlich kann auch dafür wieder nur jeder selbst sorgen, denn wenn andere uns sagen, wie schön wir sind und wie liebenswert, bleiben wir mißtrauisch oder begeben uns in Abhängigkeit von Komplimenten und Liebeserklärungen.

Wie aber gelangen wir dahin, uns zutiefst, umfassend und unerschütterlich selbst zu lieben? Ein hohes Ziel. Manchen mag es als zu hoch erscheinen – es ist jedoch erreichbar, denn Selbstliebe ist unsere ureigene Angelegenheit. Es gilt, dafür selbst Verantwortung zu übernehmen, und doch können wir uns dabei helfen lassen von Menschen, die uns annehmen und lieben und uns dadurch immer wieder an unsere mangelnde Selbstliebe erinnern. Und genau das, was wir selbst so sehr brauchen, können wir anderen geben!

Eine alte Geschichte erzählt von einem Menschen, der nach seinem Tod in verschiedene Zwischenreiche geführt wurde. Im ersten saßen hungrige Gäste mit grimmigen Gesichtern an einer langen, reich gedeckten Tafel, von der aber keiner essen konnte, weil niemand imstande war, die Arme abzuwinkeln, um die begehrten Speisen zum Mund zu führen – die Hölle! Im zweiten Raum, gleich daneben, saßen dieselben Gäste an derselben Tafel, fröhlich lachend, mit glücklichen Gesichtern. Sie hatten entdeckt, daß sie sich gegenseitig füttern konnten – der Himmel! Himmel und Hölle unterscheidet so wenig.

Drei kleine Tricks können eine Hölle in einen Himmel verwandeln: das Wissen, das wir uns gegenseitig geben können, was jeder einzelne so sehr braucht; das Vertrauen, daß es auch wirklich klappt; die Tat der Liebe.

Auch im Erlernen der Selbstliebe können wir uns gegenseitig helfen: Deine Liebe erinnert mich daran, mich selbst zu lieben; meine Liebe erinnert dich daran, dich selbst zu lieben. Eine Liebesbeziehung ist eine Verschwörung, uns an diese Fähigkeit zu erinnern, an die Fähigkeit zur Selbstliebe und die Fähigkeit zu geben, denn «Geben macht glücklicher als Nehmen», wie schon die alten Mystiker auch des Abendlands wußten.

Muß es denn so kompliziert sein? Können wir uns nicht *einfach lieben?* Ja, könnten wir nur! Tantra weiß von der Wahrheit und bedingungslosen Möglichkeit von Liebe. Auch, daß Liebe im Grunde ganz einfach ist, und auch, daß sie, oberhalb dieses Grundes, sich auf verflixt vielen Ebenen abspielt.

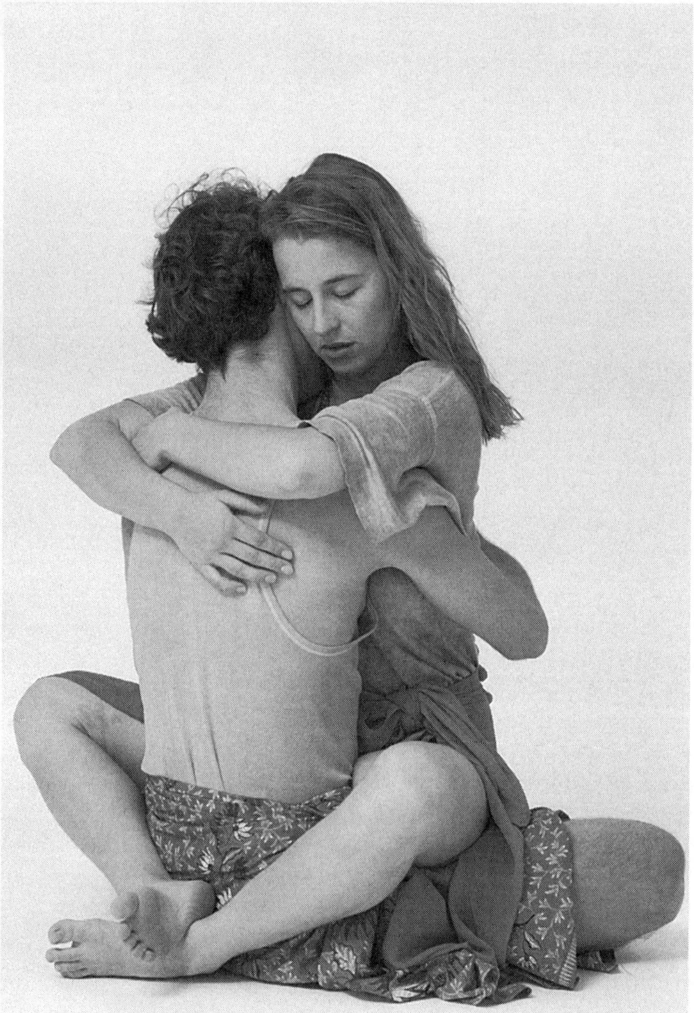

KAPITEL 2

DIE WURZELN DES TANTRA IM ALTEN INDIEN

Sexuelle Vereinigung ist ein glückverheißender Yoga,
der zur Erlösung führt, obwohl er gleichzeitig den Genuß
aller sinnlichen Freuden einschließt.
Es ist ein Pfad zur Befreiung.»

(Kaularahasya)

Tantra hat eine lange Geschichte. Der Begriff stammt aus dem Sanskrit des mittelalterlichen Indien. Im fünften Jahrhundert weiß man in Indien noch kaum etwas mit diesem Wort anzufangen, jedenfalls nichts, was der heutigen Bedeutung ähnlich wäre, im achten Jahrhundert hat Tantra ganz Indien erfaßt.
Ähnlich der geheimnisvollen Beziehung zwischen Sufismus und Islam ist jedoch auch die Beziehung zwischen Tantra und den großen Religionen Indiens nicht eindeutig.
Ist Tantra älter als der Hinduismus?
Tantra ist weder eine eigenständige Religion noch ein bloßer Teil des Hinduismus, Buddhismus oder Jainismus. Das sind jene drei klassischen Religionen, innerhalb deren es tantrische Sekten gab und gibt. Eher schon könnte man Tantra einen Lebensstil oder spirituellen Weg nennen, dessen Weltanschauung am deutlichsten im indischen Subkontinent formuliert wurde. Dort haben postvedische hinduistische Lehren und solche des frühen Mahayana-Buddhismus Tantra stark geprägt und – besonders im tibetischen Buddhismus – auf hohem theoretischem Niveau etabliert. Worin diese indisch-tantrischen Lehren wiederum ihre Wurzeln hatten, ist bisher historisch nicht einwandfrei ermittelt und wird vielleicht immer ein Rätsel bleiben.

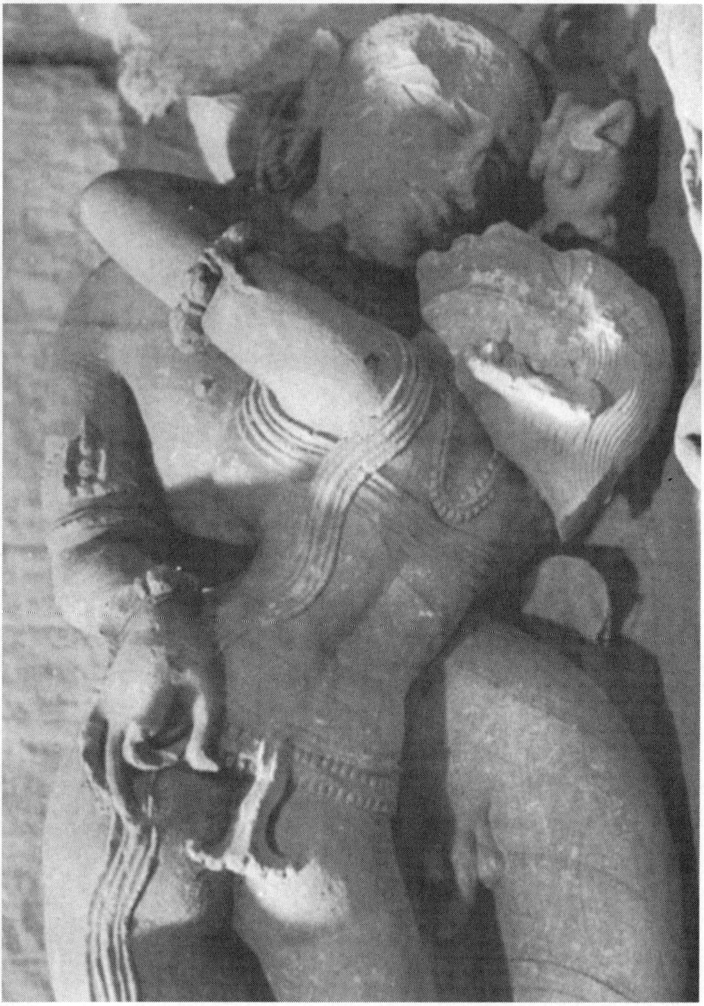

Steinskulptur vom Citragupta-Tempel in Khajuraho (10.–11. Jhd.) aus der Zeit der tantrischen Hochkultur in Indien

Mythos und Geschichte

Eine systematische und historische Erfassung der religiösen Theorien und Praktiken des indischen Subkontinents ist schwierig.
Ein Grund dafür ist das Zeitgefühl der Inder, das sich von unserem so vollständig unterscheidet. Vergangenheit und Zukunft werden als einander sehr ähnlich empfunden. Das Hindi-Wort «kal» kann in der Übersetzung sowohl «gestern» wie «heute» bedeuten; gemeint ist offenbar «der andere Tag». Aber nicht nur die Richtung der Zeit ist den Indern nicht so wichtig, sondern auch *wann* in der Vergangenheit etwas geschah. Etwas ist «sehr lange her» oder «gerade erst geschehen», viel mehr Unterscheidung scheint ihnen nicht nötig zu sein. Die Veden sind sehr, sehr alt, überhaupt älter als alles andere auf der Welt; was danach geschah, ist eher unwesentlich und wird jedenfalls keinen Jahreszahlen zugeordnet. «Tausend Jahre» will sagen «lange her». Und ob etwas *wirklich* damals so war oder sinnvollerweise hätte geschehen müssen, um damit ein anderes Ereignis zu erklären, macht auch wieder keinen bedeutsamen Unterschied. Mythos und Geschichte überlappen und vermischen sich.
Für uns heutige Westler kommt dieses Zeitgefühl andeutungsweise erst wieder auf bei der Feststellung, daß jede Epoche ihre Geschichte neu zu schreiben hat und daß auch jeder einzelne Mensch seine Biographie mit jeder Lebensphase neu erfindet.
Seit wann gibt es Tantra? Ach, das ist lange, lange her. Es könnte ein paar Tausend Jahre vor unserer Zeitrechnung entstanden sein, wohl in den präindoarischen, matriarchalen Kulturen.
Die Gleichberechtigung, stellenweise sogar Höherbewertung der Frau im Tantra paßt nicht so recht in die Zeit des Patriarchats. Die Brahmanen müssen sich schwergetan haben damit, noch mehr die

später von Westen her einrückenden Moslems. Vielleicht ist die Bedeutung der Frau im Tantra ein Hinweis auf präindoarische Ursprünge. Der indische Mythos legt die Ursprünge noch viel weiter zurück: Shiva und Shakti haben einst miteinander gesprochen und dabei zum Beispiel die 112 Methoden des *Vigyan Bhairav Tantra* verkündet.

Urgyan und die Blütezeit des Tantra im mittelalterlichen Indien

Etwas leichter belegbar ist die Blütezeit des Tantra in der Spanne zwischen dem fünften und dem dreizehnten Jahrhundert unserer christlichen Zeitrechnung. In dieser Zeit wurde Tantra an den großen nordindischen Universitäten gelehrt (Nalanda, Udantapura, Vikramashila u. a.). Die Lehren und Praktiken des Tantra haben sich vermutlich von Urgyan (auch «Uddiyana» genannt) im Nordosten des heutigen Afghanistans aus «verbreitet wie ein wildes Feuer und alle Regionen Indiens erfaßt» (nach Desai, *Erotic Sculptures of India*, New Delhi 1975).

In dieser Zeit enstanden auch die wunderschönen erotischen Tempel von Khajuraho (ca. 950–1050 n. u. Z.), Bhubaneshwar und Konarak. «Urgyan», das heute noch auf Landkarten aus der islamischen Zeit gerne als «Kafiristan» (Land der Ungläubigen) bezeichnet wird, scheint über Jahrhunderte eine ausgeprägte frauenfreundliche, tantrische Hochkultur besessen zu haben.

Matsyendra (tibetisch Lawa-pa), der die Lehren der Natha-Sekte nach Indien brachte, soll von dem Leben in Urgyan (in einer anderen Quelle wird es «Strij-Rajya» genannt, das «Reich der Frauen») in der Gesellschaft freizügiger Frauen so fasziniert gewesen sein, daß er gar nicht mehr wegwollte und nur durch die unermüdliche Anstrengung seines Schülers Gorakhnath dazu bewegt werden konnte.

Historiker stellen solche Berichte über Urgyan auf eine Stufe mit den Berichten über Shambala oder Atlantis, wie sie immer wieder von Liebhabern dieser Kulturen verkündet und als historisch real hingestellt werden.

Jäh beendet wurde diese Zeit der Lebenslust und des freundschaftlichen und sinnenfrohen Verhältnisses zwischen den Geschlechtern durch den Islam. Die aus den Hochebenen Vorderasiens einrückenden Moslems empfanden die Kultur des Tantra offenbar als gotteslästerlich. Sie zerstörten Bibliotheken und Tempel und ermordeten die Anhänger dieser ketzerischen Lehren, sofern sie sich als solche zu erkennen gaben. Das Werk dieser Getreuen Allahs war so gründlich, daß viele der blühendsten Zentren der damaligen Kultur heute nicht einmal mehr geographisch auffindbar sind. Tantra wurde aus Indien vertrieben, es konnte in den folgenden Jahrhunderten nur noch in den Gebieten des Himalaja, die die Moslems nicht erreichten, und im geheimen fortbestehen.

Die Prüderie der nachfolgenden Jahrhunderte während der Zeit der englischen Herrschaft über Indien tat ein übriges, um die Überlieferung von Zeugnissen aus der Blütezeit des Tantra zu verhindern, so daß wir von dieser Zeit heute viel weniger wissen als etwa vom europäischen Mittelalter oder auch von der Blütezeit des Islam.

Götter und Menschen

Was ist dieser tantrischen Kultur zuzurechnen? Auch das ist schwierig, da sich in der indischen Überlieferung nicht nur historische Menschengestalten mit zeitlosen Göttergestalten vermischen, sondern auch die Religionen und spirituellen Wege untereinander.

Jesus und Buddha sind im Hinduismus zwei Heiligengestalten unter vielen, der Gott Krischna und der Mensch Buddha zwei außerordentliche, inspirierende Gestalten.

War Padmasambhava, der Gründer des tibetischen tantrischen Buddhismus, eine historische Gestalt? Offenbar hat er im 8. Jahrhundert gelebt und Tantra von Nordindien nach Tibet gebracht; jetzt ist er ein Gott, eine personifizierte Energie, für jeden erreichbar, der sich in der Meditation auf ihn einstimmt.

Sicher ist jedoch, daß im indischen Tantra die sexuelle Vereinigung als rituelle Praxis eine große Rolle spielte. Die Vorbereitung darauf galt als Vorbereitung auf die Erleuchtung, die vollkommene Vereinigung alles Gegensätzlichen, die im sexuellen Akt symbolisch vollzogen wurde.

Besonders ausgeprägt sind die geistigen Vorbereitungen darauf in der Visualisierungspraxis des tibetischen Buddhismus (des *Vajrayana*). Die physischen sexuellen Praktiken werden im Vajrayana auch heute noch geheimgehalten, um nicht Praktikanten anzulocken, die ihre egoistische Motivation noch nicht verlassen und von der «weiten Sicht» *(Dzogchen)* oder der «großen Geste» *(Mahamudra)* des egolosen Bewußtseins noch nicht gekostet haben. Aber auch im hinduistischen Tantra wurden die höheren Lehren in der Regel geheimgehalten und entweder in verschlüsselten Texten (in *Sandhya Bhasha* – zwielichtiger Sprache) oder als *Karna*

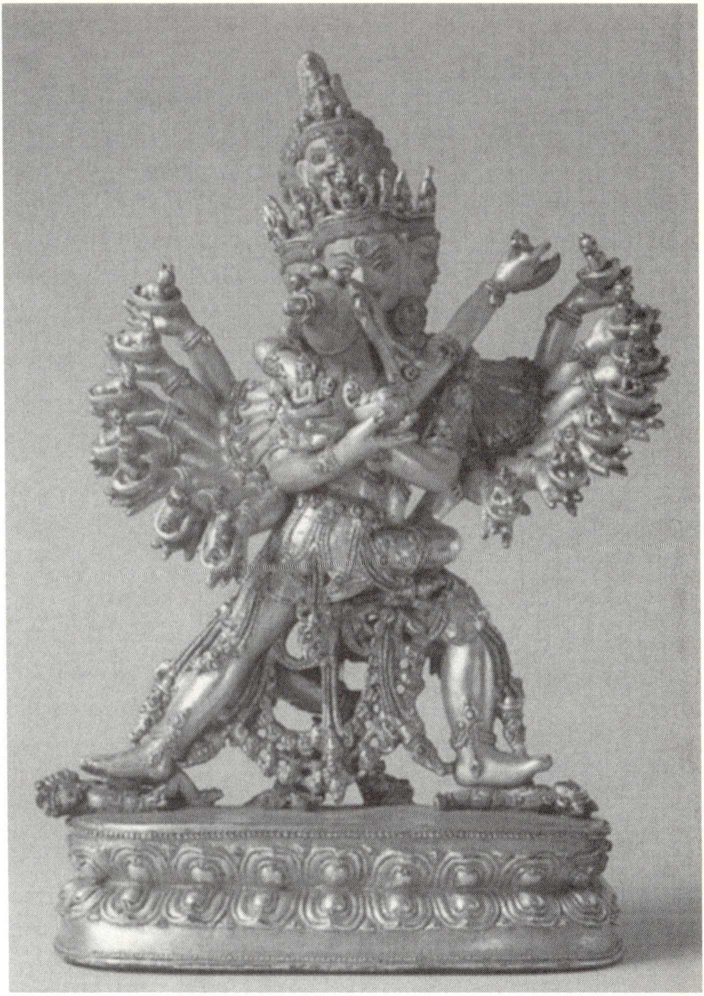

Hevajra-Bronzefigur aus Tibet, 18. Jhd. Solche Figuren dienen auch im heutigen tibetischen Buddhismus noch zur Unterstützung von Visualisierungsübungen

Tantra (Flüsterlehren) vom Meister nur an wenige auserwählte Schüler weitergegeben.
Im weiteren Sinne (dem einer sexuellen Mystik) gab es Tantra auch in China (etwa in der Schule des *Chang Tao-Ling* seit dem 3. Jahrhundert n. u. Z.) oder in Japan in der *Shingon-Schule* des 9. Jh., die anscheinend Zen und Tantra-Elemente des tibetischen Buddhismus in sich vereinigte.

Sex und Zerstörung

In der hinduistischen Terminologie sind *Shiva* und *Shakti* die Gegensatzpaare. Shiva ist in der indischen Dreieinigkeit (von *Shiva*, *Brahma* und *Vishnu*) der Gott der Zerstörung und zugleich der Gott, der die männliche Sexualität verkörpert, vor allem in ihrem transzendenten Aspekt. Er wird auch *Mahakala* genannt, «der große Schwarze» oder «die große Zeit», Vernichter des Zeitlichen und Herr über die Dämonen. Shakti ist seine Partnerin, ihr Name bedeutet «Macht» oder «Energie». In ihrer Personifikation als *Kali* symbolisiert sie noch schrecklichere Erscheinungen als der zerstörerische Shiva: Krankheiten, Hungersnöte, Krieg und Gewalt. Oft wird sie mit schwarzer Haut und einer Kette menschlicher Schädel um den Hals auf Leichen tanzend dargestellt.
Warum sind in Indien die Götter der Sexualität ausgerechnet die Götter der Zerstörung? Die Nähe der in der Sexualität verborgenen gewaltigen kreativen Kraft zur Kraft der Zerstörung, die Ähnlichkeit von Tod und Geburt mögen ein Grund dafür sein: Aller Anfang ist auch ein Ende. Die Götter *Brahma*, der Erschaffer, und *Vishnu*, der Erhalter, sind viel seltener als sexuelle Wesen darge-

stellt worden – vielleicht waren sie den Indern zu lasche Gestalten für das, was in der Wildheit des Sex abgeht.
Gerade Tantra versucht, diese wilden Kräfte zu zähmen. Shiva und Shakti als die indischen Kollegen unserer vergleichsweise zartbesaiteten Europäer Eros und Psyche machen für mich jedenfalls – so schrecklich sie auch sind – Sinn, indem sie neben dem Sanften, Liebevollen in ihren Aspekten Kali und Mahakala auch die wilden, tierischen und gewalttätigen Aspekte der Sexualität mit enthalten.

In der tibetisch-buddhistischen Terminologie tragen die göttlich-menschlichen Tantra-Paare Namen wie *Hevajra* und *Prajna*, die in der Ikonographie des Vajrayana eine wichtige Paargestalt sind. Hevajra hat acht Gesichter und vier Beine, und sein drittes Auge bedeutet Mitgefühl und Weisheit. Seine Partnerin *Prajna* (Weisheit) trägt auch noch den Beinamen *Nairatma*, «die ohne Ich ist». Sie hat alle Anhaftung abgestreift und ist ohne Begehren.
In anderen Darstellungen aus dem tibetischen Götterhimmel tragen die Männergestalten andere Namen und sind auch ikonographisch stärker ausgearbeitet, die Frauen heißen meist einfach Prajna.
Alle diese Figuren werden als *Yidam* («fester Geist») bezeichnet. Sie spielen im tibetischen Buddhismus eine große Rolle.
In der Regel bekommt der Schüler von seinem Meister ein Yidam empfohlen, das seiner Veranlagung entspricht. Zunächst sollte sich der Schüler die göttliche Figur möglichst lebhaft vorstellen. Dann vereinigt er (bzw. sie) sich mit ihr in seiner Phantasie, um sich ihre Kräfte anzueignen. Die göttliche Figur kann dabei eine einzelne sein (desselben oder des anderen Geschlechts) oder – wie in den *Yab-yum*-Figuren – ein Paar. Die Vorstellung des Übenden kann statt durch ein gemaltes Bild auch durch eine bildliche Beschreibung erweckt werden, wie etwa in folgender Anleitung aus der tibetischen Tantra-Schule *Schwarzer Hut*:

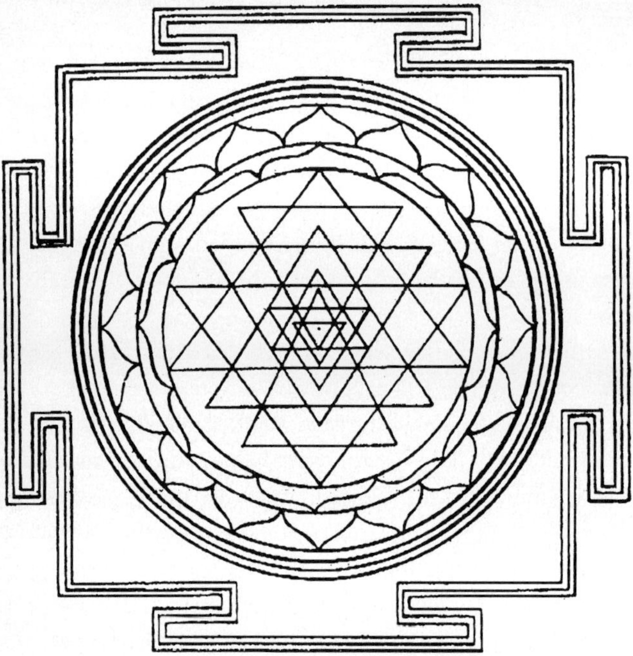

Das Shri-Yantra, eine Meditationshilfe aus dem hinduistischen Tantra. Die fünf nach unten gerichteten Dreiecke stellen Shakti dar

«Stell dir vor, daß dein Körper die Form der Weisheitsgöttin hat, eines jungfräulichen Mädchens, nackt, mit wehendem Haar. Stell dir vor, du bist sie… im Zentrum von Lichtglanz, eine Elixierschale dicht ans Herz gedrückt, mit Girlanden aus roten Blumen geschmückt. Denke dir, daß der Guru dich durch deine offene Yoni betritt und in deinem Herzen residiert. Dann stelle dir die Weisheitsgöttin über der Krone deines Kopfes vor. Die Göttin hat soeben den Liebesakt vollzogen. Sie ist nackt. Ihr Haar ist zerzaust. Ihre Yoni ist feucht und fließt über von sexuellen Säften. Ihre drei Augen sind von erotischer Emotion erfüllt und blicken zur ungeheuren Weite des Himmels empor, der sich, während sie zu tanzen beginnt, mit Gestalten erfüllt, die ihr ähneln.»

Ob diese Übung nur oder hauptsächlich für Schülerinnen gedacht war, weiß ich nicht. Sie funktioniert jedenfalls auch bei mir.

Im hinduistischen Tantra spielt das *Yantra* («Stütze») eine ähnliche Rolle wie das Yidam oder Mandala im Tibetischen. Es ist ein Diagramm von tiefer symbolischer Bedeutung, das als Stütze in der Meditation gedacht ist, als eine Art Vorlage für die Visualisierung.

Die Grundform ist dem Mandala ähnlich: ein Bild konzentrisch ineinander verwobener Kreise und Quadrate. Am bekanntesten ist das Shri-Yantra («Yantra des Erhabenen»), das aus neun sich überlagernden Dreiecken besteht, mit einem Punkt in der Mitte. Die fünf nach unten gerichteten Dreiecke stellen Shakti dar, die vier nach oben gerichteten Dreiecke Shiva.

Frauen, Natürlichkeit und der linkshändige Pfad

Welche Rolle die Frau historisch im Tantra einnahm, ist auch aus der Position der *Dakinis* zu entnehmen. Dakinis sind göttlich-menschliche Partnerinnen auf dem Heilsweg, die vor allem im tibetischen Buddhismus eine große Rolle spielen.

Während die Yidam-Gestalten überwiegend männlich sind, mit weniger stark ausgestalteten Partnerinnen, was der größeren Zahl von Mönchen gegenüber den Nonnen im tibetischen Buddhismus entsprechen mag und dem auch in Tibet vorherrschenden Patriar-

chat, werden die Dakinis auf tibetischen *Thankas* (mandalaartige religiöse Malerei Tibets, meist auf Seide) oft in zentraler Bedeutung gezeigt.
Man vermutet hier präindoarische Wurzeln und auch einen Zusammenhang mit dem legendären Urgyan (s. S. 46).

«Der kluge Mann sollte immer und zu allen Zeiten die Dame ehren und verehren; ob nun beim Waschen der Füße, beim Essen, beim Ausspülen des Mundes, beim Händereiben, beim Umgürten der Hüften mit einem Lendenschurz, beim Ausgehen, beim Gespräch, beim Gehen, beim Stehen, im Zorn, im Lachen.» *(Hevajra Tantra)*
Vamachara («linkshändiger Pfad») hieß im alten Indien der Pfad (spirituelle Weg) des radikalen Tantra.
Seine Anhänger mißachteten oder ignorierten die Tabus und Regeln der Gesellschaft und wandten sich zum Teil aktiv dagegen. Fleisch zu essen, Alkohol zu trinken, Tote zu schänden und Inzest gehörten anscheinend zu den beliebtesten Tabubrüchen. Wieviel davon war tatsächlich ausgeübte Gewalt, wieviel war Befreiung in der Phantasie (in Pornographie oder Gewaltgeschichten), und wieviel war bewußte Provokation unsinniger gesellschaftlicher Tabus? Ich vermute, daß von allem etwas dabei war. *Vama* heißt in vielen indischen Sprachen auch Frau. War damit die eher rezeptiv und intuitiv orientierte linke Körperseite, die von der rechten Gehirnhemisphäre gesteuert wird, gemeint? Oder will uns das

Rechts: Meditationsbild aus Osttibet, mit verschiedenen Dakinis, die von dem Lama rechts unten verehrt werden. Vieles im tibetischen Tantra zeugt von einem hohen Respekt vor Frauen. (Dorje Yenlagma, frühes 20. Jhd.)

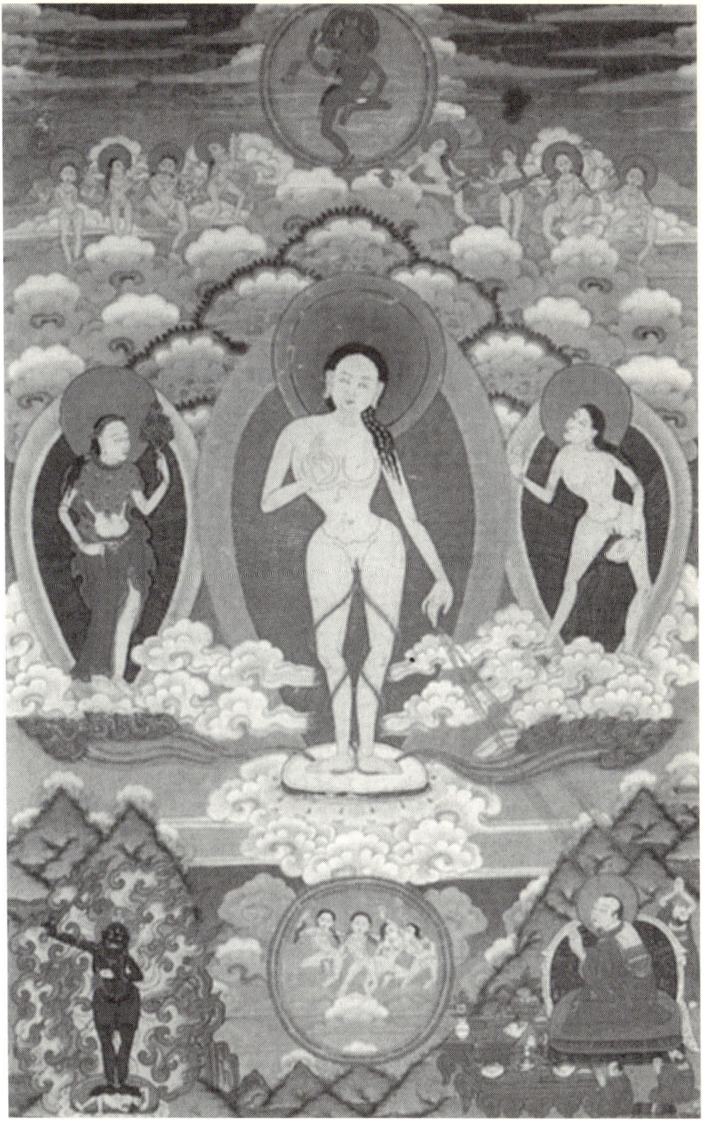

auf präarische, mutterrechtliche Ursprünge des Tantra hinweisen? Jedenfalls gilt im klassischen Indien ebenso wie in Europa, daß rechts = gut und wohlanständig ist und der linkshändige Pfad somit eine ziemlich «schräge» Sache.

Tantriker verehren seit je Natürlichkeit und Spontaneität *(Sahaja)*.

Da die Männer in den Zeiten des Patriarchats in der Regel die Gebildeteren waren, paßt zur Verehrung der Frauen auch die der Natürlichkeit und der Gefühle. Im Guhya Samaja Tantra heißt es: *«Hüte dich, deine Gefühle zu unterdrücken. Entscheide dich für alles, was du willst, und tu nur das, was du willst, dann erfreust du die Göttin. Vollkommenheit erreicht nur, wer sich alle Wünsche erfüllt.»*

Wie auch in anderen Kulturen wird hier gerne aus einem sprachlichen Reim ein innerer Zusammenhang hergeleitet: *Mukti* (Befreiung) durch *Bhukti* (Sinnenfreude) oder *Yoga* (Einheit, Einswerden) durch *Bhoga* (sexuelle Lust), zumal das Sanskrit unter vielen seiner Verehrer als direkte Erfindung Gottes galt und noch gilt: Gott muß schon gewußt haben, warum er (bzw. sie) diesen beiden Worten einen ähnlichen Klang gab.

Die indische Variante

In der Praxis des historischen indischen Tantra spielten Initiationsriten sowie vielfältige Formen der Verehrung *(Puja)* eine große Rolle. Verehrt wurden Göttergestalten, die menschliche Eigenschaften verkörperten, und Körperteile wie der Phallus *(Lingam)* und die weibliche Geschlechtsöffnung *(Yoni)*.

Man meditierte mit Hilfe von Yidams, Mandalas und Mantras.

Eine große Rolle spielte der (weibliche oder männliche) Guru, der die Einweihung durchführte und die Schüler auf dem Weg in die tieferen Geheimnisse begleitete; die Hingabe an ihn (oder sie) galt als wesentlich, um Egolosigkeit zu erreichen. Viel ist die Rede von den *Siddhis*, den spirituellen Kräften, die fortgeschrittenen Tantrikern nachgesagt werden; einige der Rituale, die sie wecken sollten, ähneln europäischen und anderen Formen der Magie; manche der Siddhis sind einfach geistige Kräfte, die gereifte Meditierer aller spirituellen Wege erfahren.

Nicht alles, was in Indien unter dem Namen «Tantra» läuft, können wir heute gebrauchen. Oft höre ich, was heute in der New-Age-Szene als Tantra bezeichnet werde, sei nicht das wahre, klassische, indische Tantra. Das stimmt. Ich sehe allerdings keinen Grund zur undifferenzierten, unkritischen Verehrung des klassischen indischen Tantra. Dort wurden im Namen der Religion Fäkalien verzehrt und Tiere geschlachtet; machtbesessene Tantriker strebten nach Fähigkeiten (den begehrten *Siddhis*), um über andere Menschen zu herrschen, um sie sich beispielsweise sexuell gefügig zu machen. Was die umfangreiche alte indische Tantra-Literatur (einschließlich der Tibets) wirklich im einzelnen an Weisheit enthält, läßt sich nur schätzen – und das zu tun, bin ich nicht der Richtige. Nach meinem begrenzten Einblick in die Materie wage ich dennoch die Behauptung: Der größte Teil davon lohnt heute das Lesen nicht. Es gilt, aus einem riesigen Haufen von abergläubischer Spekulation und religiösem Geschwätz die Perlen herauszufinden, und das gilt gleichermaßen für das klassische Tantra wie für das heutige New Age.

Eine solche Perle ist zum Beispiel folgender Vers aus dem «Gesang von Mahamudra» des tibetischen Tantra-Meisters Tilopa (988–1069):

Kein Üben von Mantras und Paramitas,
kein Unterricht in Sutras und Geboten,
kein Wissen aus Schulen und Schriften
führt zur Erkenntnis der eingeborenen Wahrheit.
Denn wenn der Geist nach etwas strebt,
erfüllt von Sehnsucht nach dem Ziel,
verhüllt er damit nur das Licht.
Wer sich an tantrische Gebote hält und dennoch urteilt,
begeht Verrat am Geist des Samaya.
(*Samaya* sind tantrische Gelübde)

Universum ineinander verwobener Gegensätze

Von seiner Wortgeschichte her wird der Sanskritbegriff «Tantra» sehr verschieden gedeutet.

Zum einen werden die die tantrischen Lehren enthaltenden Texte als Tantras bezeichnet, wie etwa das *Guhya Samaja Tantra*, einer der ältesten tantrischen Texte, oder das wunderschöne *Vigyan Bhairav Tantra*. Zum anderen werden auch die einzelnen tantrischen Wege oder Methoden Tantras genannt. So gibt es z. B. die vier Stufen oder Methoden des Vajrayana-Buddhismus:

- das *Kriya-Tantra* oder Handlungs-Tantra, in dem der Schüler die Gottheiten körperlich verehrt, etwa durch Niederwerfung, Rezitation von Mantras oder Herstellen eines Mandala;
- das *Carya-Tantra* oder Ausübungs-Tantra, in dem der Schüler sich außerdem noch durch symbolische Gesten *(Mudras)* einstimmt oder durch immer leiser werdendes Rezitieren eines Mantras bin hin zur völligen Stille;

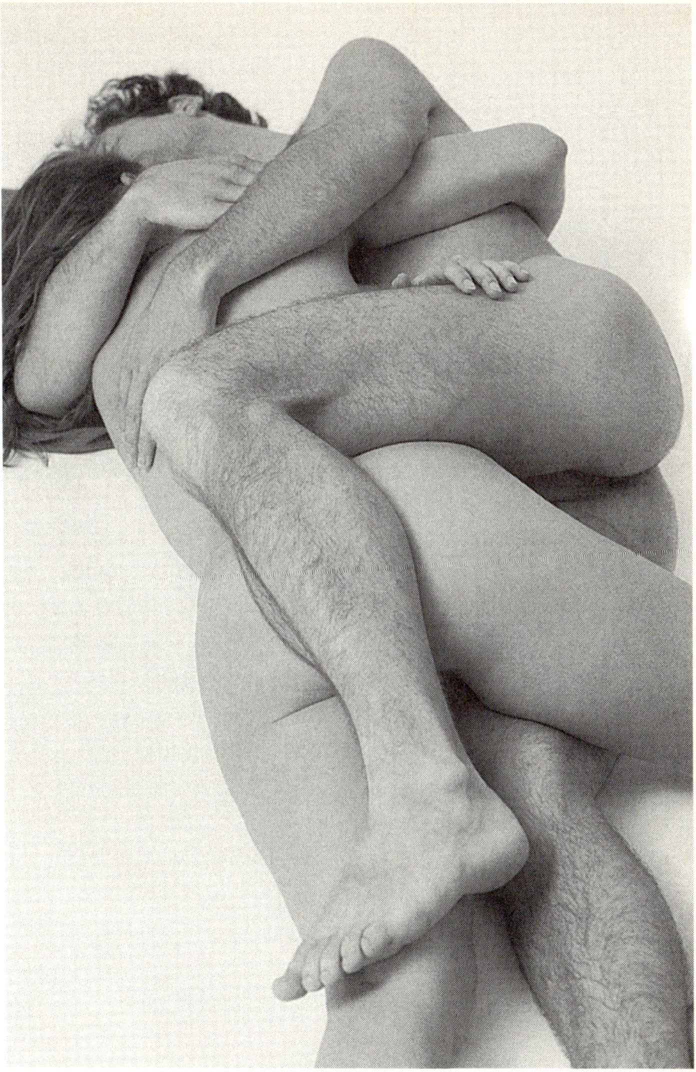

Tantra heißt übersetzt «Gewebe, Zusammenhang»

- das *Yoga-Tantra* oder Vereinigungs-Tantra, in dem sich der Schüler durch Visualisierung mit Gottheiten identifiziert und so deren geistige Kräfte erlangt;
- das *Anuttara-Yoga-Tantra* oder der Weg des höchsten Yoga-Tantra, in dem der Schüler sich mit der Leere (Shunyata) vereinigt und darin die Nicht-Dualität von Samsara und Nirwana erkennt.

Warum aber heißen diese Texte und Methoden Tantras? Als mögliche ursprüngliche Bedeutungen präsentieren uns die Sprachforscher «Körper», «ausdehnen, weiten», «Seil, Faden», «Harfe», «Innerlichkeit» und die von den meisten Etymologen favorisierte: «Webstuhl, Gewebe, Zusammenhang, Kontinuum».

Diese letzte Interpretation folgt dem Bild, das Universum sei ein Gewebe aus Längs- und Querfäden (wie beim Webstuhl) aus sich jeweils gegenüberstehenden Gegensätzen und Prinzipien. So wie Mann und Frau, Shiva und Shakti, Yang und Yin, Stark und Schwach, Sichtbar und Verborgen sich gegenüberstehen und ineinander verwoben sind, so ist das ganze Universum aus Gegensätzen gebildet. Und Frauen sind es, die das Zusammenfügen besorgen – die Arbeit am Webstuhl ist traditionell Frauenarbeit. Diese Interpretation paßt zu der Tatsache, daß Tantra eine der ganz wenigen religiösen Richtungen ist, die auch im Zeitalter der Männerherrschaft durchweg stark von Frauen bestimmt wurde.

Einige der historischen Informationen dieses Kapitels habe ich dem Buch «Tantrismus» des indischen Gelehrten Benjamin Walker entnommen, der ungeheuer viele Quellen zu Rate zog und seinem Buch auch eine 24seitige Bibliographie zur Geschichte des Tantra (mit Veröffentlichungen bis 1980) mitgab. Der in Kalkutta geborene indische Diplomat hat selbst ein gespaltenes Verhältnis zum «linkshändigen Weg», den er in seinem Werk so gelehrt beschreibt.

Da Tantra *alle* gesellschaftlichen Tabus in Frage stellt, ist Walker sicher nicht der einzige Gelehrte, dem es so ergeht. Ich meine, daß alle literarischen und sonstigen Quellen des Tantra mit entsprechender Vorsicht zu behandeln sind.
Indien ist heute ein prüdes Land, in dem im Kino nicht einmal ein Kuß gezeigt werden darf und Verliebte auf der Straße nicht Hand in Hand gehen dürfen, ohne die Wut der Zuschauer zu riskieren. Auch zu den Zeiten der Tempel von Khajuraho hatten tantrische Toleranz und Lebenslust wohl nur einen Teil der indischen Gesellschaft erfaßt; andere, restriktivere Teile der Gesellschaft, die mit Angst und Unterdrückung regieren wollten, gewannen bald wieder die Oberhand.

Ist Tantra indisch?

Z*war* ist Tantra ein Wort aus dem Sanskrit, die tantrische Praxis aber eher außerindischen Ursprungs und im heutigen Indien auch kaum mehr zu Hause. Man muß sich deshalb fragen, inwiefern Tantra überhaupt indisch ist.
Ist Tantra nicht eine ganz natürliche Lebensphilosophie, die überall dort bestand, wo sie nicht unterdrückt wurde? Dann dürfte man nicht fragen, wo Tantra religionshistorisch herkam und wie es sich verbreitete (wie Walker und andere das tun), sondern wo die natürliche, tantrisch-religiöse Haltung des Menschen nicht von herrschenden Systemen unterdrückt wurde.
Wo in Afrika, Amerika und Eurasien konnte Tantra überleben, und welche Formen entwickelte es dabei?
Zu einer solchen romantisierenden Haltung ist allerdings zu sagen, daß die naturnäheren Haltungen zur Sexualität, wie etwa ei-

nige Indianerstämme sie hatten, noch nicht im engeren Sinne als tantrisch gelten können.
Tantra in seiner höchsten Ausprägung bedeutet ein Überschreiten jeglicher Gier und Aggression und eine illusionslose Sicht der Wirklichkeit. Wenn die Geschlechter freundlich zueinander sind, die Kinder freizügig und umsorgt aufwachsen und die Wirtschaft sich in Harmonie mit der Natur befindet, wie wir das bei einigen Naturvölkern antreffen, sind das gute Voraussetzungen für Tantra – die Blüte alles umfassender Transzendenz und geistiger Befreiung, die Tantra ermöglicht, ist damit aber noch nicht unbedingt gegeben.
Für uns heutige Westler an der Wende zum dritten Jahrtausend gilt es, Tantra neu zu erschaffen aufgrund unseres jetzigen Wissens über die Ganzheit des menschlichen Körpers und der Seele. Sigmund Freud und seine Schüler Wilhelm Reich und C.G. Jung, das Growth Movement der sechziger bis achtziger Jahre, die Vereinigung von Wesentlichem aus den Religionen aller Völker und Kulturen in der New-Age-Bewegung wie auch die Veränderungen, die die Frauenbewegung in den letzten Jahrzehnten hat durchsetzen können, bieten uns Voraussetzungen, die das alte Indien nicht hatte. Damals waren auch viele der besten Philosophen und Lehrer noch sehr dem (wie wir heute sagen würden) infantil-magischen und patriarchalen Denken verhaftet, und sie kannten die Ergebnisse der modernen Naturwissenschaft und Psychologie nicht, von denen wir heute ausgehen dürfen.
In vielen Büchern und mündlich gegebenen Anleitungen zum Tantra findet man alte Riten, die durch nichts überzeugen als durch ihr Alter. Bei anderen wird der Rausch, der beim Nachplappern heiliger Formeln unvermeidlich entsteht, mit der Essenz von Tantra verwechselt.
Wenn Formeln ebenso wie visuelle Hilfsmittel eine so grandiose

Wirkung auf den menschlichen Geist haben, warum sollten wir dann nicht Formeln benutzen, die auch heute noch Sinn machen und dabei die zeitlose Schönheit des Tantra ausstrahlen?
Einiges deutet darauf hin, daß Tantra eine der wesentlichen Religionen oder Philosophien unserer beginnenden nachchristlichen, nachindustriellen Zeit wird – vielleicht die vorherrschende Lebensphilosophie des 21. Jahrhunderts.
Ob sie dann auch Tantra heißen wird, ist eine andere Sache.

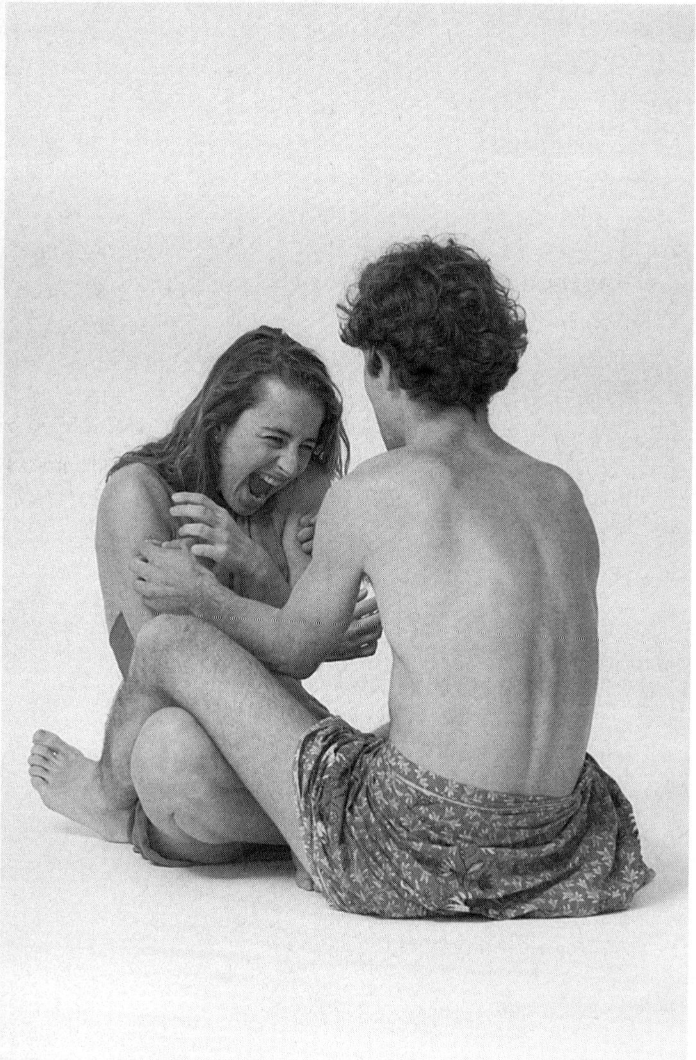

KAPITEL 3

DAS LEBEN ALS SPIEL

Der einzige Unterschied
zwischen einem Weisen und einem Narren liegt darin,
daß der Weise sich darüber im klaren ist,
daß er spielt.

(Fritz Perls)

Für die meisten von uns ist Liebe das Wichtigste im Leben. Auch wenn es nicht leichtfällt, darüber zu sprechen («den Namen deines Gottes sollst du nicht unnütz führen»), sei es, weil es uns an Pornographie («die unerschöpflichen Freuden der körperlichen Liebe»), seichte Literatur («Liebesromane») oder Predigerstimmen («die Liebe unseres Herrn Jesus») erinnert. Insgeheim aber wissen wir, daß hinter all den hohlen Tönen, die dabei zu hören sind, etwas Wahres klingt.

Liebe ist das, worum es geht. Sie kann uns zu Tode betrüben oder auf weißen Wolken in den Himmel erheben. Mehr als alles andere entscheidet SIE über unser Glück oder Unglück. Oft fühlen wir uns ihr ohnmächtig ausgeliefert oder fürchten sie. So neigen wir dazu, pathetisch zu werden, sentimental, manchmal geradezu schwermütig, wenn es sich um sie dreht.

Liebe, so faszinierend tief und unauslotbar bedeutsam... Schwer beeindruckt, ja ergriffen von ihrem Mysterium, stockt uns bisweilen der Atem, und wir erstarren in Ehrfurcht. Wie könnten wir es wagen, mit der Hoheit über unsere Herzen leichtfertig umzugehen! Wie wenig gehört doch dazu, anderer Menschen Gefühle zu verletzen, wie leicht trampeln wir über Herzensangelegenheiten anderer hinweg und lassen Empfindliches außer acht. Der deutsche Geist hat uns im Griff und die Liebe verscheucht, um derentwillen wir so sorgsam dachten, fühlten, taten.

Liebe braucht Leichtigkeit, sonst vergeht sie. Sowenig wie die

Angst den direkten Blick ins Herz des Fürchterlichen überlebt, sowenig überlebt Liebe beharrliche Ernsthaftigkeit. Sie überlebt Körpergeruch, Alter sowieso und auch lange weiße, gerippte Unterhosen (die sogenannten Liebestöter). Zwei Sachen aber überlebt sie nicht: Kontrollmaßnahmen und die Kontinuität von Ernst. Was hilft gegen Ernst? Spiel. Nicht allzu ernstes Spiel allerdings, denn auch das kann man übertreiben, sondern eben Spiel. Das Spiel muß auch nicht Spiel heißen – es darf zuweilen nicht einmal so heißen, bei einigen ernsthaften Spielen! –, aber es muß Spiel sein.

Wir tun gut daran, uns immer wieder daran zu erinnern, daß das Leben ein Spiel ist und unsere Rollen im Leben nur Rollen in einem Spiel. Wir haben sie *pro forma* eingenommen, nicht *in echt*. Wer wir sind, gilt nur für den Zweck des Spiels, das wir da gerade spielen und das wir unser Leben nennen.

Dies zu leugnen hieße ein Spielverderber zu sein, was auch wieder nur eine Rolle wäre in diesem grandiosen, alles umfassenden Spiel. Wir spielen den Ernsthaften oder die Leichtfertige, wir spielen Vereinigung oder Trennung, wir spielen Tantra oder «Das ist nichts für mich!». Jetzt spiel ich den Autor, und du spielst den Leser.

Im leichten Kleid der Rolle

W*enn* Ernst sie verscheucht hat, vermittelt dir das Bewußtsein, Spieler zu sein, jene Leichtigkeit, die die Liebe wieder herbeilockt. Uns mit unserer Rolle identifizieren – das dürfen wir schon, ja, wir müssen es sogar.

Zuwenig Identifikation würde dem Spiel schaden: Keiner wüßte

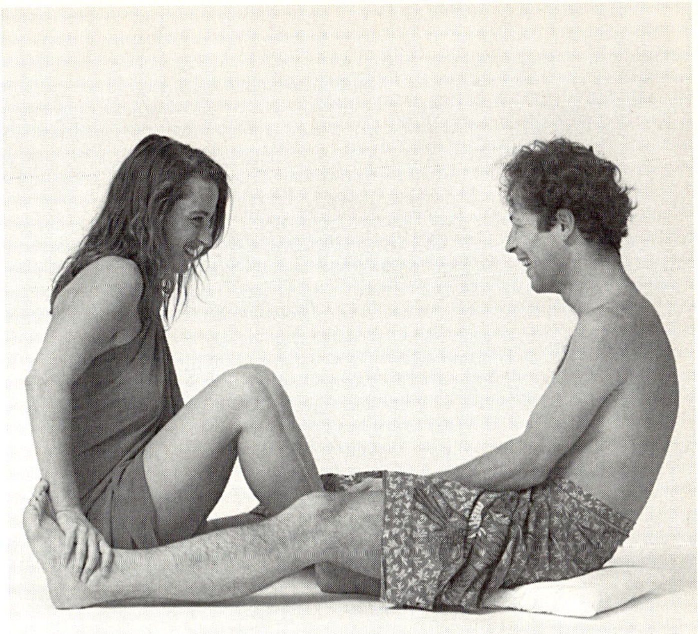

Liebe braucht Leichtigkeit, sonst vergeht sie

mehr, wer wer ist oder wo wir hingehören, das Spiel würde im Chaos enden. Das heißt, wir würden Chaos spielen, immer nur Chaos... Zuviel Identifizierung aber verschließt die Lücken zwischen den jeweiligen Rollen und der momentanen, veränderlichen, quicklebendigen Wahrheit. Nur durch diese Lücken kann der Geist der Liebe treten, denn Liebe ist die Überwinderin der Trennungen, sie führt die im Spiel Getrennten zur Vereinigung. Aber nicht zu sehr! Ununterscheidbar vereint, aufgelöst in universale Göttlichkeit gäbe es keine Liebe mehr. Liebe braucht die Vielfalt, die Trennungen und kleinen Unterschiede, um erneut vereinigen zu können. Ist die Identifizierung zu fest, der Ernst zu groß, die Verhaftung zu beharrlich, dann hat sie keine Chance. Durch dichte, feste, unwandelbare Rollen kann sie nicht dringen. Sie will durch Lücken schlüpfen und uns unter den Rüstungen kitzeln, sie will uns zublinzeln hinter unseren Masken und uns verführen für eine Sekunde, eine Nacht, ein Leben.

«Willst du mit mir ein Spiel spielen?» frage ich die schöne Urlauberin, die gerade auf derselben Insel ihre Ferien verbringt wie ich. Ihre Antwort ist ein vorsichtiges Ja. Sie kann es wagen, es ist ja nur ein Spiel. Ich komme ihr nicht im Ernst zu nahe, ich «tue nur so als ob» – jedenfalls ist das der Bluff, mit dem ich mich ihr annähern kann. Wir spielen: «Ich wecke dich jetzt jeden Morgen – und du freust dich darüber!»

Sie hatte mir von ihren Schwierigkeiten erzählt, morgens aus dem Bett zu kommen. So konnte ich zu einer für uns beide ziemlich ungefährlichen Zeit an ihr Bett kommen und sie wach streicheln, konnte ihren Körper spüren, wie er da kaum verhüllt von einem Laken noch den Geruch der Nacht ausatmete, konnte sie im Schlaf sehen, so unschuldig hingeschmiegt an ihr Kissen und nun langsam wach werdend, mich erkennend... Aufzuwachen ist so ein heiliger Augenblick, jeden Tag wieder. Wach geworden, vermischt sich ihr Mißmut gegenüber dem Tag mit der Aufregung, von mir beobachtet zu werden, und der Erinnerung an die Spielregel, sich zu freuen. Für diese Stunde ungewöhnlich schnell ist sie auf den Beinen und ungewöhnlich gut gelaunt. Wäre es ein ernsthafter Annäherungsversuch gewesen, hätte sie dieses Maß an Intimität erschreckt – aber es ist ja «nur» ein Spiel.

Kosmischer Spielplatz

Eines der ersten Worte meiner Tochter ist «Pielplatz». «Mama» war natürlich das erste, dann kam Ball («Baj»), jetzt «Pielplatz». Nach dem Essen und Trinken und der Mama ist Spielen das Wichtigste im Leben. Zwischen ernsthaften Regeln und Spielregeln unterscheidet sie nur graduell, einige Regeln sind eben dauerhafter als andere und die Sanktionen gegen Verletzungen härter, aber alles sind letztlich Spielregeln: Umgangsformen, die sich wandeln werden; Rollen, die neu verteilt werden können; Identitäten, die nicht so bleiben müssen. Das Leben ist ein großer «Pielplatz».

So sieht es auch die Philosophie und Lebenskunst des Tantra. Sie greift dabei auf die alte indische Vorstellung von Shiva Nataraj zurück, dem höchsten Gott als Tänzer, der in seinem Tanz das ganze Universum repräsentiert. Das Leben ist ein Spiel, ein Tanz Gottes. Um sich nicht zu langweilen, allein mit sich selbst, entwirft Gott immer neue Formen, neue Spiele, neue Tänze. Sie werden erfunden, gespielt und wieder vergessen. Neue Figuren entstehen aus dem Nichts und vergehen wieder, weil ihm etwas anderes einfällt. Alte Formen kehren abgewandelt wieder, wie die ewigen Rhythmen des universellen Tanzes, der seinen Beat schlägt im Auf und Ab der Wechselfälle unserer Schicksale. Alles nur ein Tanz, ein Spiel, eine Laune Gottes.

Das ist die Philosophie der Weisen des alten Indiens, und es ist auch die Philosophie des Tantra. Das Sanskritwort dafür ist «Leela» (gesprochen «Lila»), und es heißt «Spiel». Es kommt zum Beispiel in dem indischen Namen *Leelananda* vor, dem «glückseligen Spieler» (von Sanskrit «Ananda», Glückseligkeit).

Wenn Gott spielt, wie können wir da ernst sein? Es wäre nicht in seinem Sinne. Sicherlich sind wir oft ernst, weil wir das Große, Ganze

nicht erkennen können, weil wir verhaftet sind an einzelne Erscheinungen in dem großen Rad der Wiederkehr, an einzelne, vorübergehende Identitäten, zugewiesene Rollen im kosmischen Spiel.
Aber dann sind wir ihm nicht nahe, ihm, dem höchsten Gott und Tänzer. Je leichter wir nehmen können, was mit uns geschieht, auch die sogenannten schweren Schicksalsschläge, desto näher sind wir ihm. Schwermut und lange, tiefe Blicke sind kein Zeichen von Gottesnähe, wie etwa im europäischen Protestantismus. Zu lachen, vor allem auch über persönliche Niederlagen lachen zu können, ist göttlich.
Zu tanzen ist göttlich, sich zu bewegen, nicht starr zu verharren in dem, was ist und Bestand zu haben scheint. Zu spielen ist göttlich, den Ernst der sozialen und religiösen und anderer pathetischer Würdenträger zu umgarnen und sie einzuladen zu immer neuen Spielen auf Gottes großem «Pielplatz».

Sprache der Liebe

Es wird «geschlechtlich verkehrt», der «Beischlaf angeboten» oder «ausgeübt», es wird «beigewohnt» und «die Ehe vollzogen», bis die Trennung von Tisch und Bett dem ein Ende bereitet und die Zeit der geschlechtlichen Selbstbefriedigung oder der Enthaltsamkeit gekommen ist. Unsere Sprache verrät, wie schwer wir uns tun mit der Liebe.
Unter den Slangworten ist «Vögeln» noch das schönste, obwohl es mir ein Rätsel ist, was das mit Vögeln zu tun haben soll. «Bumsen» jedenfalls klingt in meinen Ohren eher grob und tölpelhaft. Und «Liebe machen»? Liebe kann man nicht machen, höchstens Sex, was damit ja wohl auch gemeint ist. Überhaupt habe ich bis-

her nur Worte für die «körperliche Liebe» aufgezählt, das heißt für Sex.

Was ist mit der Liebe des Herzens? Wenn wir verknallt sind oder uns in jemand verguckt haben, der Angebeteten schöne Augen machen oder er es mir angetan hat? Oder, etwas weniger entflammt: Was ist mit Zuwendung, Hingabe oder selbstloser Aufopferung? Alles Varianten der Liebe, die aber zum großen Teil nicht besonders einladend klingen.

Sind wir also in der Liebe zum sprachlosen, schweigenden Spiel verdammt? Mit den Augen zu flirten und dem gewissen Klang in der Stimme die Neigung des Herzens zu verraten?

Es gibt da viele Wege und Irrwege, die zu Mißverständnissen führen und Chancen der Annäherung ungenutzt vorübergehen lassen. Eine Kultur der Liebe braucht auch eine Sprache der Liebe.

Solange Mitleid ein deutsches Wort ist, aber Mitfreude nicht, ist etwas außer Balance. Solange wir für unsere Autos mehr verschiedene – und manchmal liebevollere! – Ausdrücke haben (Automobil, Fahrzeug, PKW, Maschine, Vehikel, Kutsche, Kiste, Käfer und noch viel individuellere Kosenamen) als für unsere menschlichen Geliebten und für das, was sich zwischen uns im Bereich der Lust und Liebe abspielt, sind wir arm dran. Eine liebevollere Welt braucht eine liebevollere Sprache.

Sollen wir nun warten, bis Gott uns mit einer in diesen Dingen reichhaltigeren Sprache beschenkt oder bis unsere Kinder auf der Schule ein liebevolleres Deutsch erlernen?

Sicherlich wäre es eine Illusion, wenn wir meinten, über Nacht eine andere Kultur und Sprache erschaffen zu können, aber wir können doch einiges tun. Wir können uns trauen, mehr mit dem zu spielen, was schon da ist, und hinzuzudichten, was wir gerne hätten. Und mit hinzudichten meine ich nicht, Tatsachen zu verfälschen, sondern unsere Wirklichkeit dichterisch zu erweitern, etwa indem wir schöne Worte für schöne Tatsachen finden. Es hilft den schönen Tatsachen nämlich, benannt zu werden. Wie eine Pflanze verwelkt, wenn sie nicht gegossen wird, so verkümmern die schönen Seiten im Leben, wenn man sie nicht nennt.

«Willst du mit mir spielen?» («mau bermain?») fragte mich meine malaiische Freundin. Es war ein heißer Nachmittag in einem der verträumteren Vororte von Singapur. Wir lagen träge auf dem Bett, es gab nichts zu tun. Ein Spiel? Ja, ich wollte. Und ich wußte, was sie meinte: Spielen («main») – jedenfalls im Zusammenhang mit der Vorsilbe «ber» – ist im Malaiischen ein Ausdruck für das Spiel der Liebenden. Für das Liebemachen haben die Malaien als Wurzelbegriff den des Spielens gewählt – wie weise! Bei uns wird Liebe hauptsächlich gemacht. Wie ja auch mit dem Körper in den modernen Therapien hauptsächlich «gearbeitet» wird. Wie soll der da heil werden, frage ich mich, bei so viel Arbeit? Das zieht sich hin bis zur «tantrischen Körperarbeit:»

In einschlägigen Einladungen heißt es: *«Wir erarbeiten uns in der tantrischen Körperarbeit einen spielerischen Zugang zu ...»*

Allmächtiger Shiva, gib uns einen spielerischeren Zugang zur Liebe! Laß uns spielen wie Verliebte und hilf uns, die Transformation unserer Seelen und Körper nicht auch noch mit der Arbeitsethik des Industriezeitalters zu belasten, sie ist so schon schwierig genug.

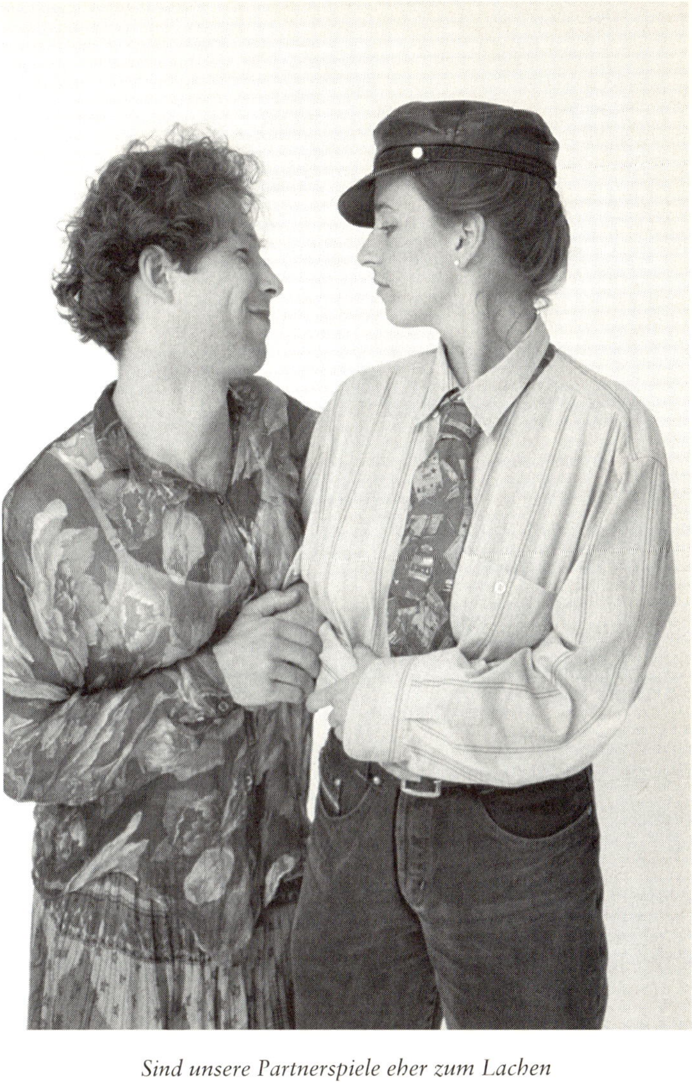

Sind unsere Partnerspiele eher zum Lachen oder eher zum Weinen?

Tragische und komische Spiele

Seit der Antike unterscheiden wir die Schauspiele des Abendlands in Komödien und Tragödien. Komödien sind lustig, ihre Helden scheitern auf komische Weise, es ist zum Lachen.
Tragödien sind ernsthaft, ihre Helden scheitern auf schreckliche, eben «tragische» Weise, es ist zum Weinen. Meist scheitert der Held der Tragödie, indem er stirbt, während der Held der Komödie – nicht ganz so fatal – überlebt, während sein Projekt scheitert, und während das Publikum ihn auf dieses Scheitern zusteuern sieht, hat es was zu lachen.
Die Komödie ist historisch die Urform des späteren Dramas, sie setzt eine größere Vielfalt an Ebenen voraus. Der Untergang des Helden in der Tragödie (sei es nun der eines Menschen, einer Gesellschaft oder einer Idee) ist etwas Ernsthaftes, Fatales. Der Held stirbt, der Schauspieler und sein Publikum überleben, das sind die zwei Ebenen. In der Komödie gibt es mindestens noch eine Zwischenebene, auf der der Held nach dem Scheitern, dem Ende seiner ersten Identifikation, weiterlebt und neue Projekte anfangen kann. Zumindest das Publikum durchschaut in der Komödie die Fatalität des Projektes. Es erkennt das Projekt als Spiel, deshalb weint es nicht, sondern lacht über den Verlierer.
Erst wenn der Tod des Helden in einem größeren Zusammenhang als Tod einer Rolle verstanden wird, ist auch die Tragödie zum Lachen. Die Grenzen zwischen dem Tragischen und dem Komischen werden dann zu Grenzen zwischen dem Ernsthaften und dem Spielerischen.
Ernsthaftigkeit bedeutet Identifizierung mit der Rolle – das ist die tragische Ebene. Spielerisch zu sein bedeutet, in der Rolle zu wissen, daß es nur eine Rolle ist – das ist die komische Ebene.

In einem erweiterten – tantrischen – Bewußtsein erscheint auch das tragische, mit dem Tod endende Leben als Spiel.
In einem solchen Bewußtsein spielen und lachen zu können heißt nicht, unsterblich zu sein. Es heißt, die Ebene, auf der etwas spielt und stirbt, schon während des Spiels zu erkennen und damit auch verlassen zu können. In der Sicht des Tantra ist der Tod das Ende einer Rolle, das heißt das Ende dieses Lebens in diesem Körper – nicht das Ende des Lebens und nicht das Ende des Spiels.

«Du spielst ja nur mit mir!»

«*Du* spielst ja nur mit mir», ist ein Vorwurf, den man zwischen Liebenden, oder besser: Menschen, die sich gerade nicht so sehr lieben, immer mal wieder zu hören bekommt. Von Mißtrauen gepeinigt, zweifelt sie an der Ehrlichkeit seiner Motive und wirft ihm vor, ihre Gutgläubigkeit oder Treue auszunützen. Oder er, in seinem Stolz gekränkt, fühlt sich von ihr verführt und benutzt, sie scheint ihm «über den Dingen» zu stehen und mit seinen starken Gefühlen zu spielen.
Ist das die spielerische Haltung, die Tantra meint?
Nein, hier wird ein Spiel gespielt, das nicht viel Spaß macht. Vielleicht hat es einmal Spaß gemacht, daß er der Verführer ist und sie die Verführte (oder umgekehrt), jetzt macht es aber keinen Spaß mehr. Das Spiel ist langweilig geworden, verletzend oder erniedrigend, und den beiden fällt kein neues ein.
Sobald die Rollen aber einmal durchschaut sind, kann man wechseln: Jetzt ist sie Verführerin und er der Verführte (oder umgekehrt), und das Spiel atmet wieder Freiheit: Wir müssen nicht so sein, wie wir sind; wir dürfen so sein, denn wir können auch anders.

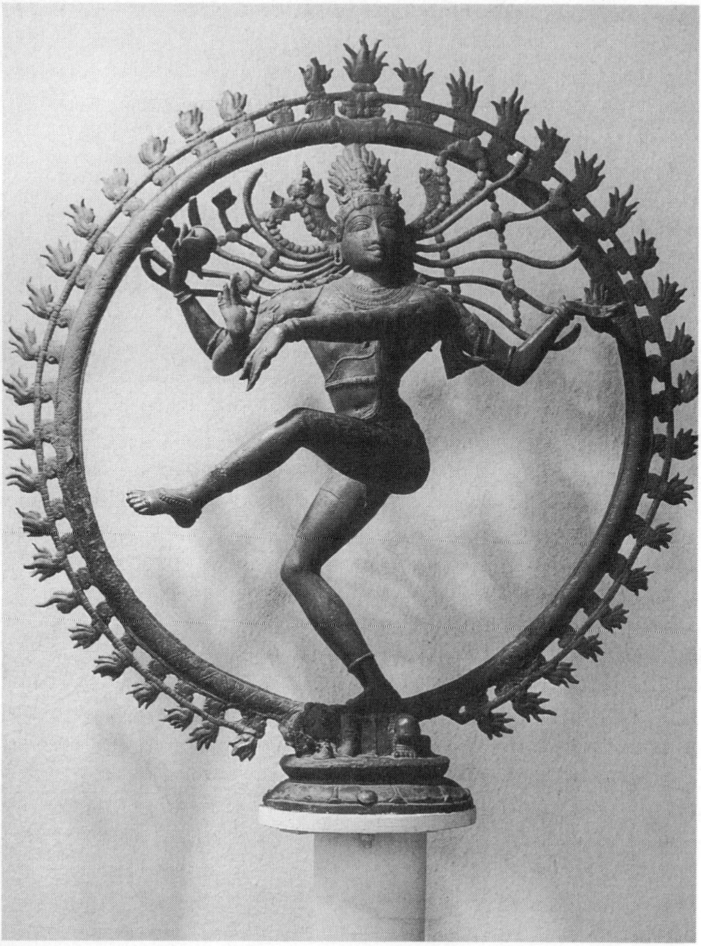

Shiva, der göttliche Spieler, in seiner Form als Nataraj, König der Tänzer. Das ganze Universum ist nur ein Spiel oder Tanz Gottes. Seine vielen Arme verkörpern die Vielfalt seines Wirkens

Der Vorwurf «Du spielst ja nur mit mir» kann eine Unehrlichkeit aufdecken wollen und ist dann eine Chance, auf einer tieferen Ebene ein neues, befriedigenderes Spiel zu beginnen. Können wir auch ganz ohne Spiel auskommen? Immer nur ehrlich, spontan, direkt, unverblümt, gegenwärtig, «authentisch» rund um die Uhr? Ich glaube nicht. Der Anspruch an unsere Geistesgegenwart wäre zu hoch. Ich habe es selbst versucht und kenne einige, die es noch immer versuchen. Meiner Erfahrung nach führt der Versuch, überhaupt nicht zu spielen, zu der Täuschung, man bewege sich – mehr oder weniger – in reiner Geistesgegenwart, permanent kreativ, innovativ, jeder neuen Situation vorurteilsfrei begegnend, ohne Tücken, ohne Muster, ohne Spiele.

Das ist für die meisten von uns zu hoch gegriffen. Für die meisten der Spieler (und Spielverderber) vor dem Herrn ist es bereits eine enorme kreative Leistung, sich immer mal wieder neue Spiele einfallen zu lassen. Nicht einmal die alten Spiele, die wir einmal aus Not erfanden und die wir nun in den abwegigsten Situationen geradezu zwanghaft immer wieder anwenden müssen, auch wenn sie dabei weder uns noch den unfreiwillig ins Geschehen Mitverwickelten irgendeinen Spaß bereiten und auch keine sonstigen Erfolge – nicht einmal diese Spiele sind wir imstande abzulegen ohne Tränen und ohne Therapie. Das Erlangen der Freiheit ist ein größeres Unterfangen, als dem ernsthaften Muster- und Bilderstürmer zunächst einleuchten will. Das Erlangen der spielerischen Freiheit als Freiheit, uns die Spiele selbst zu wählen, die wir spielen wollen, ist ein erster und wichtiger Schritt. Mag sein, daß es dann irgendwann auch noch gelingt, die Zeiten der Freiheit von Spielen überhaupt, die Zeiten reiner, unverstellter Geistesgegenwart, in denen wir überhaupt keine Rolle mehr spielen, mehr und mehr auszudehnen. Doch das ist ein Projekt, von dem die klagenden Stimmen des «Du spielst ja nur mit mir!» noch weit entfernt sind.

Das Leben zu leben – das echte Spiel

Einmal in meinem Leben habe ich mich entschieden, nicht zu spielen, sondern das wirkliche Leben kennenlernen zu wollen. Spielen – das war mir zu «affig». Zu spielen – das bedeutete für mich, Zeit zu vertrödeln. Zu spielen brächte mich um das wirkliche Abenteuer, zu leben! Gaben nicht viele offen zu, nur zum Zeitvertreib zu spielen?

Wie kann man Zeit vertreiben wollen, Zeit, kostbare Zeit? Vom Lerngewinn durch Spiele hielt ich nichts, schon als Kind, ich wollte mir nicht eine Pädagogik überstülpen lassen, sondern auf eigene Faust das Leben erkunden.

Also, ich kann den Spielmuffel gut verstehen. Ich bin ja selber einer.

Aber es gibt Spiele, die die Kostbarkeit der Zeit und das Abenteuer des wirklichen Lebens zu schätzen wissen, Spiele, die kein Zeitvertreib sind, auch wenn man dabei leicht die Zeit vergessen kann. Das ist der Typ von Spiel, den ich in diesem Buch vorstellen will. Und nicht nur den Typ von Spiel, sondern vor allem den Typ von Spieler dahinter will ich vorstellen, der Spiele einsetzt, spielt und wieder verläßt, eingebettet in den Kontext seines Lebensspiels. Liebesspiele im Kontext des Lebensspiels.

Jetzt ist aber Schluß!

Wer allein spielt, für den beginnt ein Spiel mit der Entscheidung, es zu spielen. Bei zweien oder mehreren beginnt es mit einer Vereinbarung. Wie aber endet es? Und was ist dann?

Vielleicht haben wir vereinbart, um vier Uhr aufzuhören. Nun ist es Punkt vier, wir fallen aus unseren Rollen und sind wieder die, die wir vorher waren. Vielleicht nicht ganz. Vielleicht hat uns das Spiel ein bißchen verändert, indem es uns eine Möglichkeit gezeigt hat, auch anders sein zu können, als wir normalerweise sind.
Oder wir haben vorher abgebrochen. Es ging mir einfach zu weit, was du da von mir wolltest, als ich deinen Diener und Sklaven spielen sollte! Ich bin an dem Punkt in meine alte Rolle zurückgesprungen, in der ich dein Partner bin, dein Spielpartner und nicht dein Diener. Das war für mich die Grenze, das Ende des Spiels, der Rand der Bühne. Hier hörten für mich der Spaß und das Spiel auf.
In jedem der in den folgenden Kapiteln vorgeschlagenen Spiele – wie überhaupt in jedem Spiel, solange es ein Spiel ist (und wir nicht «bitteren Ernst» spielen) – hat jeder Spieler die Möglichkeit auszusteigen. Wenn du das tust, mach dir klar, warum du aussteigst. Es ist ja kein Zwang. Steig aus, wenn du willst, aber mach dir klar, warum du aussteigst, ohne Beschönigung, ohne unnötige Ausreden, sonst hast du die Chance vertan, hier eine deiner Grenzen zu erkennen.
Jeder hat Grenzen. Es ist wichtig, zu wissen, wo sie sind. Nur wenn wir sie kennen, können wir sie dehnen – oder auch beibehalten, wenn wir wollen.

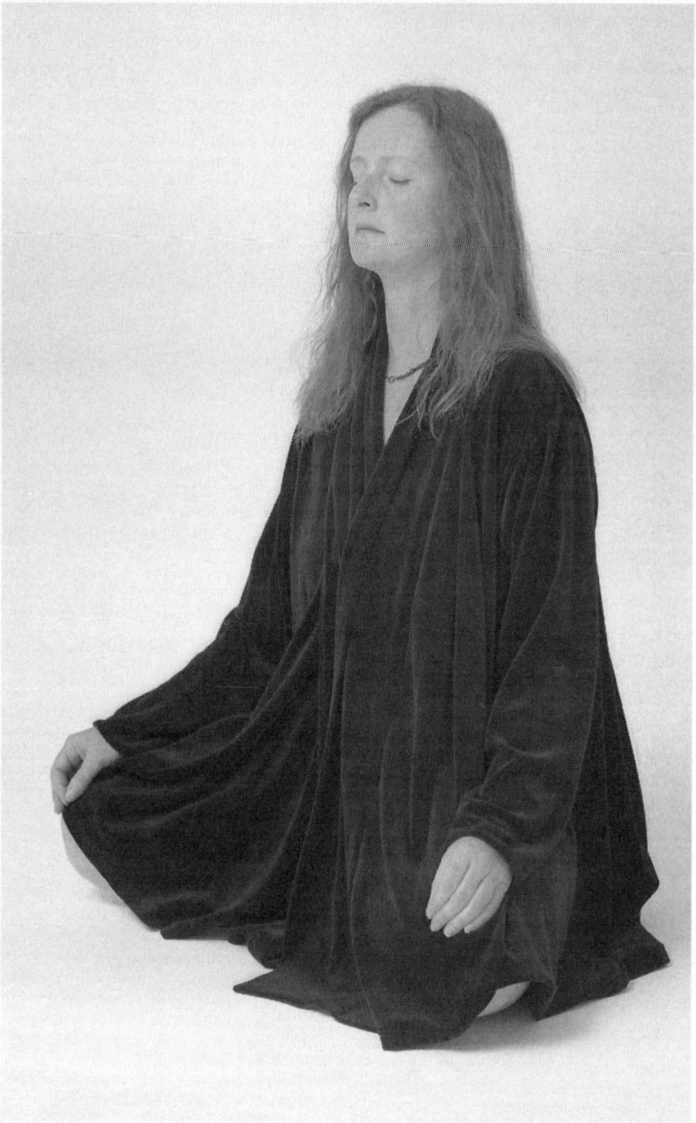

KAPITEL 4

TANTRA ALLEIN

*«Liebe scheint wie eine Beziehung, aber sie beginnt
im tiefen Alleinsein. Liebe hat ihren Ausdruck im Sich-Beziehen,
aber die Quelle der Liebe ist nicht Sich-Beziehen:
Die Quelle der Liebe ist Meditation.»*

(Osho)

Einige meiner tiefsten Tantra-Erlebnisse hatte ich, als ich allein in einer Hütte wohnte, in einem üppig bewachsenen Garten Nordindiens, und ein paar der Atem- und Bewußtseinstechniken aus einer Sammlung des alten hinduistischen Tantra ausprobierte. Mein Körper war durch eine schwere Hepatitis unfähig zu jeglicher Anstrengung, zeitweise konnte ich nichts als Zuckerrohrsaft aufnehmen, dann wieder ein wenig leicht verdauliches Obst.
Wochenlang verließ ich mein Bett nur, um auf die Toilette zu gehen. Tantra-Partner? – danke für die Idee, aber sie kam aus einer anderen Welt.
Ich war froh, einen Partner für die Getränke- und Obstbeschaffung zu haben und zu überleben. Währenddessen las ich in einem Buch von Osho («Das Buch der Geheimnisse») über die Gespräche zwischen Shiva und Shakti Passagen wie *«Wann immer Einatmen und Ausatmen verschmelzen, berühre in diesem Augenblick das energielose, energiegefüllte Zentrum»* oder (Shiva zu Shakti) *«Gesegnete, wenn die Sinne im Herz aufgehen, erreiche die Mitte des Lotus»* – und verging vor Glück.
Ich wußte: Wenn ich jetzt sterben müßte, nach dieser Erfahrung, ich könnte mit dem Gefühl gehen, nichts verpaßt zu haben. Ich habe die Chance, in so einem wunderbaren Körper zu wohnen, genutzt, ich habe von dem göttlichen Nektar gekostet und kann in Frieden sterben.
Tantra ist etwas, das man allein machen oder vielmehr: allein er-

fahren kann. Im Grunde ist Tantra sogar etwas, das nur mit einem allein geschieht, sozusagen mit dir und deinem Universum. Ich kenne viele, die darauf warten, den richtigen Tantra-Partner zu finden. Das ist keine erfolgversprechende Haltung. Die Welt ist voller Menschen, die auf den richtigen Partner warten. Sie finden ihn nicht, weil, wie gesagt, die Welt voller Menschen ist, die auf den richtigen Partner warten. Tantra ist etwas, das mit einem Menschen und seiner Wahrnehmung geschieht, egal, ob sonst noch jemand dabei ist. Und man kann es üben, ganz allein.

Ich möchte sogar so weit gehen zu sagen, daß ein Mensch, der nicht allein sein kann, auch nicht in Partnerschaft sein kann.

Wenn eine Partnerschaft nicht nur zwei Neurosenkomplexe miteinander verknüpfen soll, dann besteht sie darin, daß freie Menschen miteinander in Kontakt treten, die einander nicht brauchen: Menschen, die in ihrem Alleinsein ruhen und aus dieser Fülle und Zufriedenheit heraus ihr Glück mit einem anderen teilen wollen und teilen können.

Und was, wenn du zu denen gehörst, die nicht allein sein können? Das Eingeständnis, einen Menschen zu brauchen, kann eine tiefe und ehrliche Herzöffnung bedeuten. Deine Einsamkeit mitzuteilen kann dich öffnen, und durch diese Öffnung kannst du erkennen, daß dir dort ein ebenso fragiler, bedürftiger anderer Mensch gegenübersteht: ein Mensch, der ebensosehr in der Außenwelt sein Glück sucht und doch ebensosehr schon alles, was er braucht, in sich trägt. Das Eingeständnis eines Bedürfnisses kann Türen öffnen – über die Tatsache hinwegtäuschen, daß wir letztlich doch alles in uns tragen und es nur in uns selbst finden können, kann es auf Dauer nicht.

Glaube nicht, daß du erst dann zu dir selbst finden kannst, wenn deine Kinder erwachsen sind oder dein Partner weniger ängstlich ist oder du ganz allein bist, ohne diesen Arbeitsstress.

Oder wartest du auf den Partner, der dich erlöst, oder den Job, der dich endlich erfüllt? Erst dann wirst du imstande sein, dich zu verwirklichen... Vergiß diese Ausflucht! Du bist hier, nicht dort. Wenn du dich finden willst, schau hierher. Hier ist das, was du suchst: du selbst.

Das gilt auch für Tantra. Tantra ist schließlich nicht die Kunst, den richtigen Partner zu finden, sondern die Kunst, die höchste Erfüllung mit Hilfe eines Partners *in sich* zu finden – oder andersherum gesagt: *trotz* eines Partners die Erfüllung *in sich* zu finden. Der andere ist die Hölle, sagte Sartre. Er hatte recht. Der andere ist das Glück, sage ich. Beides *lassen wir mit uns machen*: Wir lassen uns durch andere das Leben zur Hölle und zum Himmel machen. Wir benützen andere als Auslöser für *unseren* Himmel und *unsere* Hölle. Wie das im einzelnen geschieht, ist eine Untersuchung wert.

Die in diesem Buch aufgeführten Spiele zum Beispiel sind dazu gedacht, zu erkennen, wie wir über unsere Gedanken und Gefühle von anderen bestimmt werden. Sowohl die Partnerspiele wie die Spiele oder Übungen, die man allein macht, eignen sich dafür. Zu wissen, wie wir uns selbst und uns gegenseitig beeinflussen, bedeutet Freiheit: die Freiheit, uns unseren eigenen Himmel zu schaffen. Oder unsere eigene Hölle.

Mit dem Atem spielen

Das älteste Spiel auf dem riesigen Spielplatz der spirituellen Wege und Experimente ist das Spiel mit dem Atem. Gott habe dem Menschen seinen Lebensatem eingehaucht, sagt das Alte Testament. Atem und (Lebens-)Geist sind in vielen Sprachen (zum Beispiel griechisch *pneuma* oder Sankskrit *prana*) sinnverwandte Wörter. Der Weg des Atems ins Innere unseres Wesens ist der königliche Weg genannt worden, der direkte und einfache Weg: Setz dich hin, schließ die Augen und sieh deinem Atem zu, wie er in die Lungen einströmt – und wieder hinaus. Und wieder hinein und wieder hinaus. Das ist die älteste und einfachste aller Meditationstechniken. Sie gilt auch als die erfolgreichste. Tausende haben durch diese Technik inneren Frieden erlangt.

Dieses einfache Spiel erleichtert den Einstieg: Zähle deine Atemzüge! So bemerkst du leicht, ob du wirklich jeden Atemzug zu registrieren imstande bist, jeden Ein-Atem und jeden Aus-Atem. Ordne jedem Atemzug eine Ziffer zu, von eins bis zehn oder bis zu deiner Lieblingszahl. Mach diese Übung so lange, bis das Zählen zu grob wird als Beobachtungshilfe und du in feinere Einzelheiten des Atemzugs einsteigen willst: den Beginn, das Strömen in der Mitte, das Ausklingen am Ende. Dann laß das Zählen sein, und beobachte nur noch, was geschieht.

Mach dir mit dieser Übung (wie auch mit allen anderen) keinen Stress! Es ist ja nur ein Spiel. Manipuliere den Atem nicht, laß ihn fließen. Wenn er sich dabei von selbst ändert, etwa langsamer und tiefer wird, laß ihn. Versuche nicht, den Atem willkürlich zu verlangsamen. Das Spiel der Meditation geht dann am leichtesten und führt dann am ehesten in die Tiefe, wenn es ohne Anstrengung vor sich geht. Versuche nicht, etwas zu erreichen. Beobachte einfach, was geschieht. Das genügt.

Wendepunkt des Atems

Dieses Spiel mit dem Atem besteht darin, so weit auszuatmen, wie es bequem geht. Halte am Ende kurz an, gerade so, daß du die Leere dieses stillen Wendepunktes spürst, aber ohne ihn zeitlich zu dehnen und ohne Atemnot zuzulassen. Laß dann den Atem wieder einströmen – und wieder hinaus, so weit es geht. Mach das ungefähr zehn Minuten lang (nach Gefühl, ohne dabei auf die Uhr zu sehen). Dann laß ein paar Minuten den Atem wieder fließen, wie er will. Dann noch mal das weite Ausatmen mit der Beobachtung des Wendepunktes und wieder ein paar Minuten Pause. Diese Übung sollte anfangs nicht länger als insgesamt eine Stunde gehen, wobei du die Zeit nach deinem Gefühl einschätzt. Wenn du dich unwohl fühlst, hör auf.

1. Variante: Ganz ähnlich kannst du den Wendepunkt auch nach dem Einatmen beobachten. Achte beim Einströmen lassen der Luft darauf, dich nicht zu sehr anzufüllen. Sollten dabei Schwindelgefühle aufkommen, werde allmählich langsamer, ohne abrupt zu stoppen. Der kurze Punkt regungsloser Stille nach dem Einatmen vermittelt ein ähnliches Gefühl von Formlosigkeit wie nach dem Ausatmen, hier aber eher als Fülle.

2. Variante: Ein drittes Spiel beobachtet den Wendepunkt sowohl nach dem Ausatmen wie nach dem Einatmen. Auf und ab, ein und aus, Fülle und Leere. Ohne Anstrengung, ohne Eile, ohne Sorge wirst du vom Atem über die ersten Schwellen der Langeweile auf dem Weg nach innen hinweggetragen. Wer einmal damit angefangen hat, wird immer auf dieses Spiel zurückgreifen wollen. Wartezeiten an Bushaltestellen, im Verkehrsstau oder beim Arzt sind gute Gelegenheiten dazu. Vor dem Einschlafen eignet sich eher die Betonung des Ausatmens, am Morgen eher die Betonung des Einamtens.

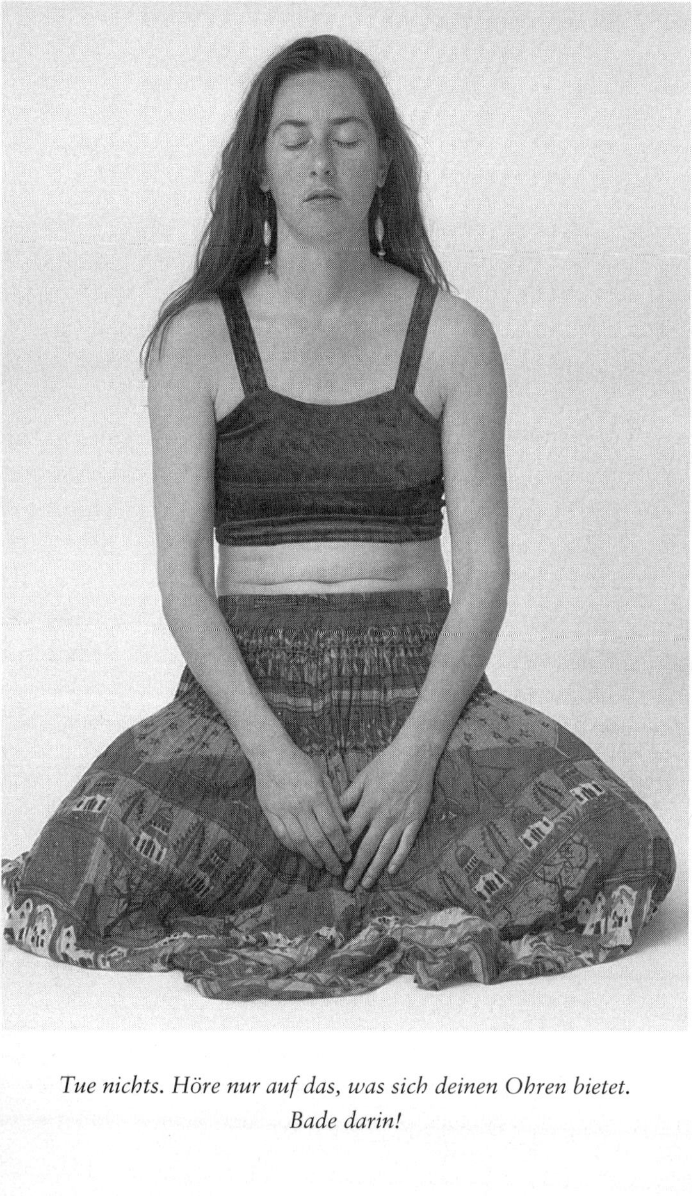

Tue nichts. Höre nur auf das, was sich deinen Ohren bietet.
Bade darin!

Bad in den Tönen

Dieses Spiel geht am besten mit geschlossenen Augen: Eintauchen in die vorhandene Klangwelt oder Geräuschkulisse. Tue nichts, höre nur auf das, was sich deinen Ohren anbietet. Bade darin! Sei nichts als diese Töne. Je einfacher sie sind, um so leichter ist es, in ihnen zu versinken. Stadtlärm oder Gespräche im Nebenzimmer führen nicht so leicht zur Versenkung wie Naturgeräusche oder eine meditative Musik, doch sollten die Schwierigkeiten der Auswahl nicht die Sache selbst verdrängen: Im Grunde ist jedes Geräusch gut für dieses Spiel. Es gibt Orte, deren Klangcharakter sich besonders gut für dieses Spiel eignet. Das kann ein Wasserfall sein, eine Felsenküste, an der du ununterbrochen die Brandung hörst, oder ein Platz, um den der Wind pfeift.

Auf einer Reise durch Südthailand fand ich 1976 auf der Insel Ko Samui ein kleines Waldkloster in der Nähe eines Wasserfalls. Offenbar hatten Mönche lange vor mir diesen Platz entdeckt und hier ihre Hütten aufgebaut. Ich wüßte nicht, daß der Thai-Buddhismus, in dem ich selbst einige Zeit als Samanera (Novize) verbracht habe, das Sichversenken in Naturgeräusche explizit als Meditationstechnik lehrt. Aber wer die Reise nach innen einmal begonnen hat, weiß um die Besonderheit von Tönen. Das Ohr ist ein einfacherer Weg ins Innere als das Auge. Joachim-Ernst Berendt hat das in seinen Büchern sehr kenntnisreich beschrieben. Ich hatte Glück: Als Besucher an diesem schönen Platz brauchte ich mir nicht erst einen Unterschlupf zu bauen und durfte mich unter dem Moskitonetz in einer der leeren Hütten in den Klang des Wasserfalls versenken. Gleichmäßig rauschte das Wasser als Hintergrund einer Sinfonie von Dschungelgeräuschen, wie ein kontinuierlicher Bewußtseinsstrom, immer weiterfließend, ohne Ende.

Im Fluß der Energie

Meistens ist unser Körper zu unruhig, um stillsitzen zu können. Wir müssen viele Informationen in uns aufnehmen und verarbeiten, um unser Leben in den modernen Leistungsgesellschaften managen zu können; körperliche Fähigkeiten sind hier nicht mehr so sehr gefragt. Die Folge davon ist, daß zahllose unausgedrückte Impulse in uns stecken, die sich nicht ohne weiteres gedanklich lösen lassen. Der Körper will sich bewegen – mal heftiger, mal sanfter. Ihm dafür Raum zu geben tut gut, heilt und kann in tiefe Meditation führen.

Ein Spiel, das in Indonesien als *Latihan* bekannt ist und in ähnlicher Form in Europa von Michael Barnett als *Körperfluß («body-flow»)*-Meditation empfohlen wird, ist das freie, absichtlose Den-Körper-machen-lassen-was-er-will.

Die Grundform dieses Spiels ist die lautlose Bewegung, allein – draußen in der Natur an einem einsamen oder freundlichen Platz oder in einem Raum, je leerer, desto besser, eventuell mit Kissen und/oder Matratze.

Falls mehrere Spieler mitmachen, sollte jeder dabei für sich sein, ohne andere zu berühren oder mit Geräuschen zu stören.

Varianten dieser Grundform können Atemgeräusche und Stimmlautäußerungen erlauben, wenn mehrere mitspielen auch Berührungen. Sich selbst zu berühren ist sowieso erlaubt.

Das Schöne an diesem Spiel ist, eine nicht gedanklich gesteuerte Bewegung zuzulassen. Das mag auch (immer mal wieder) in Bewegungslosigkeit enden. Es geht dabei um die ziellose Hingabe an die Bewegungen, die der Körper von sich aus will, ohne Zweck, ohne Absicht. Laß geschehen, was von sich aus geschehen will! An dabei auftretenden Gedanken und Gefühlen ist nichts falsch, sie

sollen nur nicht den Körper steuern. Der kann sich nämlich selbst steuern, und zwar aus einer tieferen Quelle als unsere bewußten Gedanken und Gefühle.
Wer bei solch einer Selbstentdeckungsreise auf massive Schichten verdrängter Wut stößt, sollte sich erst mal gezielter austoben, eventuell mit Hilfe eines Begleiters (Therapeuten). Meist sind diesbezügliche Ängste aber unbegründet. Normalerweise ist es ein Genuß, sich gehenzulassen und den Körper machen zu lassen, was er will.

Sei, der du bist: alles

Ein bißchen Mut brauchst du für dieses Spiel, bei dem die Stimme mitmacht. Von der natürlichen Bewegung her ist es so ähnlich wie das vorige, nur darfst du dabei sprechen, plappern, schimpfen, singen, was auch immer du gerade ausdrücken willst.
Die erste *Variante* ist schauspielerischer: Du sprichst oder schreist (wenn der Platz es erlaubt) in verständlicher Sprache und bist dabei der, der du schon immer sein wolltest – oder auch, das geht noch einen Schritt weiter, der du nie sein wolltest.
Spiele mit Körper und Stimme, mit deiner ganzen Leidenschaft! Bleibe bei einer Rolle, solange sie was hergibt. Wenn du sie ausgekostet hast, wechsle, so schnell es dir gefällt, zur nächsten. Sei, wer du sein willst, und mehr noch: wer du nicht sein willst. Nichts Menschliches sei dir fremd.
Die zweite *Variante* kommt ohne verständliche Laute aus. Das Sprechen ist hier nur ein Brabbeln, Plappern oder Lallen, ein Sprechen in deiner eigenen Sprache, die du kanntest, bevor deine Lautäußerungen Sinn haben mußten. Sufis nennen diese Technik

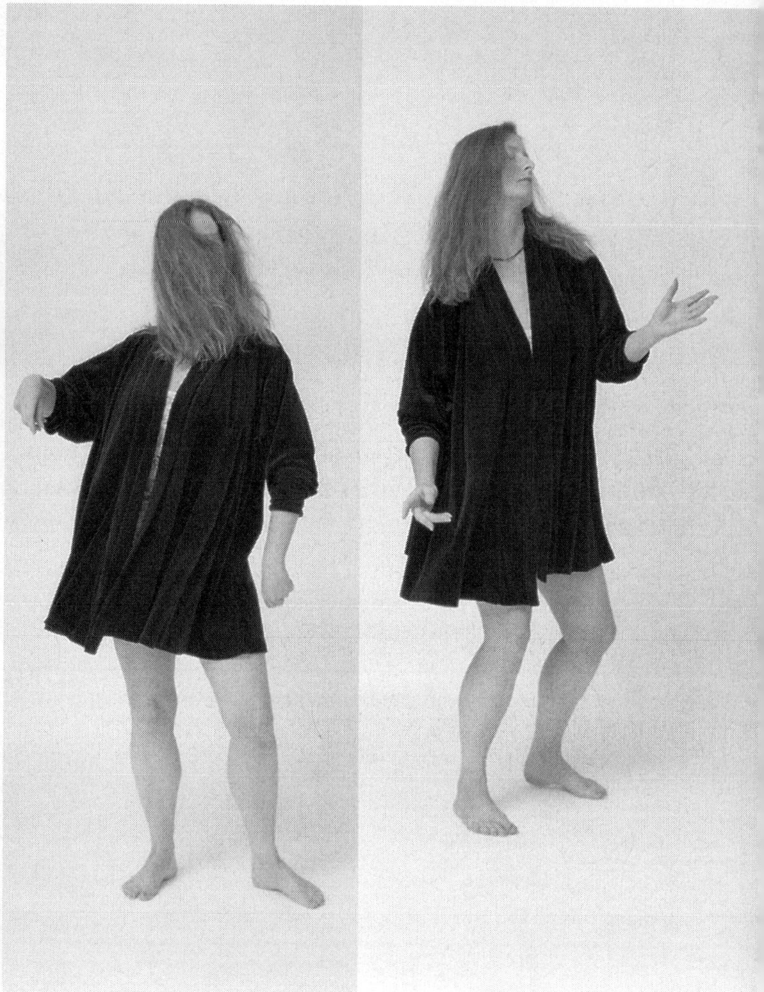

Sei, wer du bist! Überlasse dich ziellos, absichtslos
den inneren Impulsen des Körpers

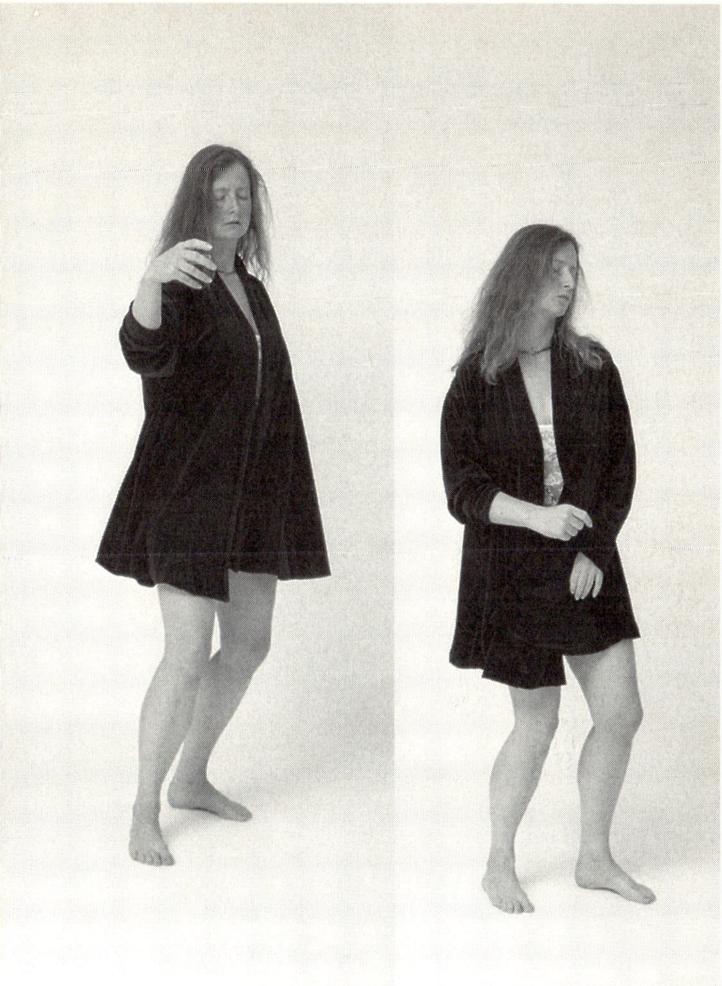

Gibberish. Sie sagen, dies sei die eigentliche Sprache Gottes, noch bevor die Menschen ihrer Sprache Sinn gaben – deswegen ist es so süß (und so bitter), Kinder sprechen lernen zu hören: Beim Übergang vom sinnlosen, absichtslosen Ausdruck ins Reich der Verpflichtung zur Verständigung wird eine Welt gewonnen, eine Welt der Kommunikation; die Unschuld und Sorglosigkeit der Kindheit aber geht verloren.

Sei ganz in dem Spiel, solange es Spaß macht oder solange die fremde Rolle Überwindung kostet. Wenn du genug hast oder erschöpft bist, setze dich still hin, mit geschlossenen Augen, und genieße, niemand zu sein. Niemand sieht dir zu, keiner kennt dich, und niemand verlangt etwas von dir.

Shiva Nataraj

Shiva ist alles, in seinem Tanz. Er verkörpert die ganze Welt. Tantra sagt: Ich bin alles; Yoga und der Buddhismus sagen: Ich bin nichts. Beide Wege führen zum selben Ziel: zur Einheit, in der alle Trennungen aufgehoben sind.

Tantra ist insofern der freundlichere Weg, als Tantra alle menschlichen Regungen und Gefühle in die Reise zur Ganzheit mit einbezieht. Auch das Spiel des Bösen wird hier als ein Spiel verstanden, ein Tanz. Das Böse spielt mit dem Guten, das Gute mit dem Bösen, sie tanzen miteinander vor einem Hintergrund, der beides umfaßt. Wer den erkennt, ist erlöst – von beidem!

Identifikation mit nur einer Seite ist Leid. Identifikation mit dem Ganzen, *innerhalb* dessen sich alles bewegt, bedeutet Befreiung von Leid. Das Spiel mit den Gegensätzen ist das Spiel Shivas mit sich selbst: Shiva als Nataraj, der König der Tänzer.

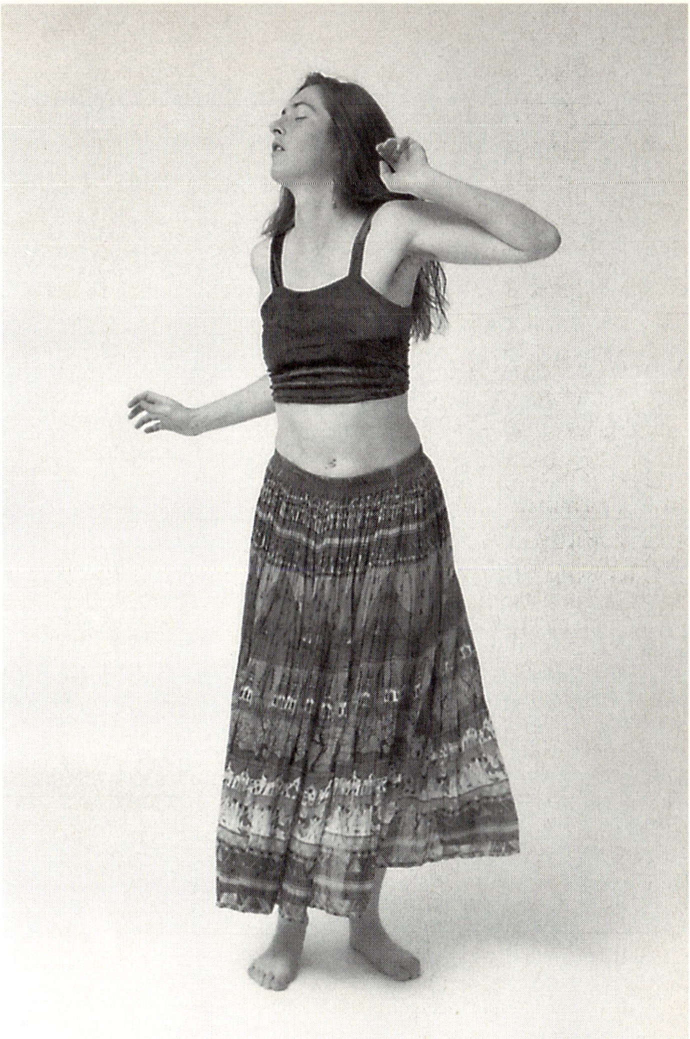

In deinem Tanz verkörperst du Shiva als Nataraj, König der Tänzer. Du bist das ganze Universum!

Such dir eine Musik aus, zu der du gern tanzt und die mindestens eine Viertelstunde dauert. Den Bolero von Ravel zum Beispiel oder sonst ein ekstatisches, rhythmisches Stück.
Leider sind die meisten modernen Stücke sehr kurz. Für meinen Geschmack eignen sich auch einige indische, vor allem nordindische, Ragas. Besonders gut geeignet für dieses Spiel ist die Musik von Georg Deuter, die er, veranlaßt durch seinen Meister Osho, im damaligen Ashram in Poona, eigens für diesen Zweck komponiert hat: die Nataraj-Meditation. Sie ist auf MC und CD erhältlich und dauert insgesamt eine Stunde. Vierzig Minuten lang steigert sich eine sehr rhythmische und zugleich melodische Musik allmählich einem ekstatischen Höhepunkt zu. Es folgen fünfzehn Minuten Stille (die sollten auch auf der MC oder CD sein, damit du während dieses Meditationsspiels nicht aufstehen mußt). Den Abschluß bilden noch mal fünf Minuten Musik, mit der du auf die Erde zurückkehrst.

Die Kunst der Visualisierung.
Oder: Geliebter innerer Partner

Tantra geht davon aus, daß Männer wie Frauen beide Geschlechter in sich tragen. Der Mann hat eine «innere Frau» in sich, die Frau einen «inneren Mann». Wir fühlen uns zu dem anderen Geschlecht hingezogen, weil wir uns dort mit dem vereinigen wollen, was wir nur unvollständig in uns zu haben glauben. Dabei ist dieser andersgeschlechtliche Teil in uns unser ureigenstes Potential, und wir sind, mit einiger Übung, auch imstande, uns damit zu identifizieren. Die Transvestiten unter uns brauchen das (in dieser Richtung) nicht einmal zu üben: Sie wollen sich mit dem bei ihnen in der äußeren körperlichen Form ausgeprägten Geschlecht gar nicht identifizieren, sondern kleiden und verhalten sich gemäß der andersgeschlechtlichen Rolle oder lassen sich manchmal sogar per Hormonbehandlung ihr Geschlecht auch äußerlich verändern, soweit das bei Erwachsenen noch möglich ist.

Männer sind jedenfalls nicht einfach Männer und Frauen einfach Frauen – das eigene Geschlecht ist eine vielschichtigere Angelegenheit.

So wie wir biologisch – und viel mehr noch psychologisch – die Keime des anderen Geschlechts in uns tragen, so tragen wir sie erst recht geistig in uns und können sie vor dem inneren Auge wachsen und aufblühen lassen.

Das innere (Ideal-)Bild, das der Mann von der Frau in sich trägt, nannte der Schweizer Psychologe und Freudschüler C. G. Jung *Anima*, das innere Bild vom Mann, das die Frau in sich trägt, *Ani-*

mus. Diese inneren Bilder können wir in uns entdecken und erwecken. Sie treten in unseren Nachtträumen auf, in intuitiven Vorstellungen und Kunstwerken. Sie können auch im Wachzustand ganz bewußt hervorgerufen und ausgebildet werden.
Die Australierin Julie Henderson hat *Die Erweckung des inneren Geliebten* (in ihrem gleichnamigen Buch) zu einer ausgefeilten Methode des tantrischen Umgangs mit sich selbst gemacht.
Es geht dabei um die Kunst der Vorstellung oder Visualisierung innerer Bilder.
Der tibetische Buddhismus hat es darin zu einer ganz eigenen, sehr traditionsorientierten Perfektion gebracht. Durch die vier Phasen Einweihung, Vorstellung, Kontaktaufnahme und Verwirklichung gelangt der Schüler dieser Bewußtseinstechniken dahin, «sich selbst als tantrische Gottheit zu generieren». Dabei «verwandelt sich der anfängliche Akt der Phantasie fast unmerklich in eine Art von intuitiver Wahrnehmung. Und zwar wird gewissermaßen über Antennen und Kanäle wahrgenommen, die es vorher noch gar nicht gegeben hat», und der Übende bekommt «ein fast räumliches Gefühl der Ausdehnung seines Bewußtseins in eine Richtung, die er vorher nie erahnen konnte». (Dagyab Kyabgön Rinpoche, ein in Deutschland lehrender tibetischer Tantra-Lehrer, in *Buddhismus im Westen*, S. 60/61)
Der erste Schritt vor Beginn jeder Visualisierungspraxis ist: Werde dir klar, was du wirklich willst! Dieser Schritt ist sehr wichtig, denn unsere Vorstellung hat tatsächlich die Kraft, das Auftreten des Gewünschten – was auch immer das sein mag – zu begünstigen. Wenn du dich etwa an jemand rächen willst oder dir wünschst, ein Konkurrent möge verunglücken, oder auch nur, deine Rivalin möge wenigstens ein bißchen häßlicher aussehen als auf eurer letzten Party – hüte dich vor Verstärkung solcher Gedanken und Phantasien durch bewußte Visualisierung! Anderen Schaden herbeizuwünschen

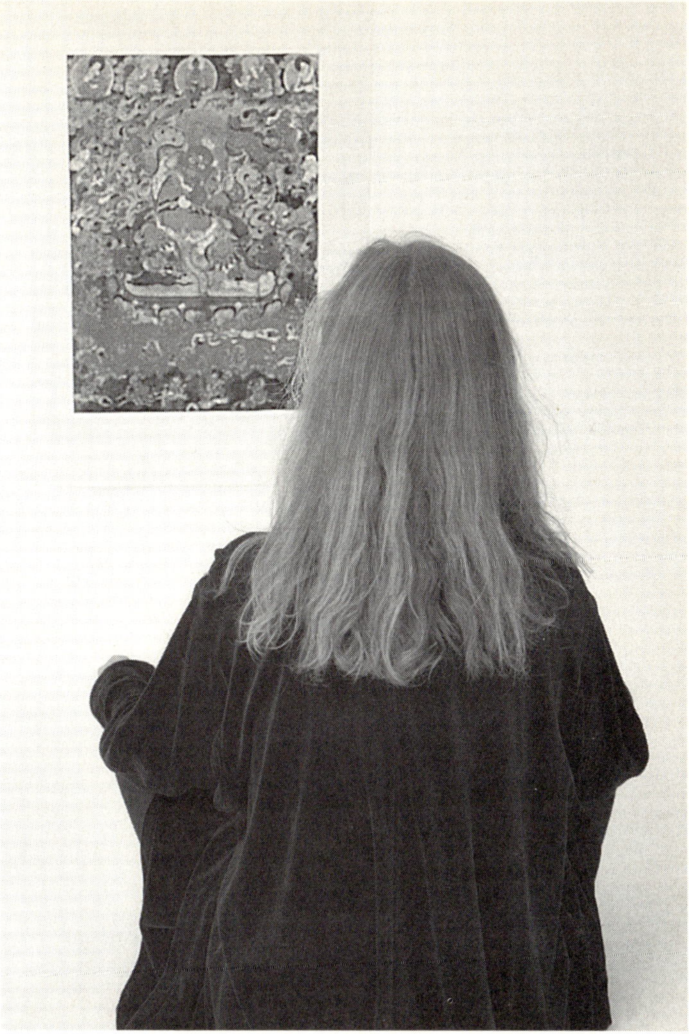

In der tibetischen Praxis visualisiert der Betrachter das Bild einer tantrischen Gottheit und identifiziert sich dann damit

schadet dir letztlich selbst am meisten. Das Visualisierungsspiel ist nur für positive Vorstellungen gedacht.

Der zweite Schritt ist, dich in einem stillen Raum (im Sommer auch draußen in der Natur) in einen bequemen Stuhl zu setzen oder dich hinzulegen. Entspanne erst den Körper, wenn nötig Stück für Stück, von den Zehenspitzen bis zur Kopfhaut. Entledige dich dann aller quälenden Gedanken oder Sorgen, indem du sie zunächst registrierst und ihre Bedeutung anerkennst (alle Gedanken haben einen Sinn) und sie dann bittest, sich zu gedulden, bis sie angemessen beachtet und gelöst werden können. Lege sie dann ab, und beginne, Gedanken und Gefühle auf das gewünschte Wesen zu konzentrieren.

Was du sein willst

Im ersten Visualisierungsspiel konzentrierst du dich auf das, was du sein willst: ein großartiger Liebhaber, eine leidenschaftliche Frau, Shiva Nataraj, die Göttin der Liebe... irgendein positives Idol, mit dem du dich wirklich identifizieren magst. Stell dir die Person mit allen Sinnen vor: Wie sieht sie aus, wie ist ihre Stimme, wie fühlt sie sich an?

Ehre diese Person, da sie deiner Vorstellungskraft entsprungen ist, deinen Gefühlen und Gedanken – sie ist deine Schöpfung! Sie wird dir bleiben, wenn du sie gut behandelst, sie wird dich in verschiedenen Lebenslagen inspirieren und dir Möglichkeiten zeigen, die du vorher nicht kanntest oder zu denen dir ohne sie der Mut gefehlt hätte, von der Kraft, sie zu verwirklichen, ganz zu schweigen.

Dann sei dieser Mensch! Schlüpfe hinein in diese Rolle (in deiner

Phantasie) wie ein Schauspieler, bewege dich in ihr, interagiere mit anderen Menschen, tu, was du schon immer tun wolltest! Dies ist deine neue Identität – wenigstens für dieses Spiel.

Sei dein Wunschpartner

Im zweiten Visualisierungsspiel stellst du dir deinen Wunschpartner vor: Aussehen, Stimme, Geruch, die Beschaffenheit des Körpers... wieder bis in alle Einzelheiten. Dann sei dieser Mensch! Schlüpfe in ihre bzw. seine Haut, und sei dieser Mensch. Bewege dich in diesem neuen Wesen in verschiedenen Alltagssituationen: Steige aus dem Bett, spüre deine breiten Schultern oder deine vollen Brüste, wasch dir unter der Dusche deine Geschlechtsteile, zieh deine (Männer- oder Frauen-)Kleidung an, mach dir Frühstück... ein Tag im Leben des anderen Geschlechts (falls du heterosexuell veranlagt bist). Spiele das Spiel des Lebens einmal aus dieser Perspektive!

Superman oder Marilyn Monroe

Im dritten Visualisierungsspiel steckst du wieder in der Haut deines eigenen Geschlechts, in deiner (menschlichen oder göttlichen) Wunsch- und Idealrolle: als Shiva oder Superman, wenn du ein Mann bist, oder als Kali oder Saraswati oder Hillary Clinton – oder wer auch immer das positive Idealbild deiner sexuellen Identität sein mag.

Geh in dieser Gestalt durchs Leben und interagiere dabei diesmal mit deinem Wunschpartner! Laß die beiden zusammenkommen, hier bist du der Regisseur! Wie lernen sich die beiden kennen, wie sprechen sie zum ersten Mal miteinander, wie berühren sie sich? Laß sie all das tun und sagen und erleben, was du dir in einer Partnerschaft wünschst. Bleibe als Spieler dabei in der Rolle deines Geschlechts.

Wunschpartner und Wunschidentität

Das vierte Visualisierungsspiel ist noch anspruchsvoller: Gehe in die Identität deines Wunschpartners und erlebe von dort aus die Begegnung mit deiner eigenen Wunschidentität! Hierbei versetzt du dich erst ganz in die Rolle des Menschen, den du im zweiten Visualisierungsspiel bereits von innen her kennengelernt hast, achtest aber jetzt bei seinen (bzw. ihren) Interaktionen darauf, daß dieser Mensch dem Idealbild gegenübertritt, das du von dir selbst hast.

Die Vorstellung ist nicht die Wirklichkeit

Du wirst merken, daß diese Spiele dich verändern. Sie entwickeln deine innere Identität, und du gewinnst Verhaltensoptionen, die du vorher nicht hattest. Vergiß dabei nicht, daß deine innere, selbstgeschaffene Idealvorstellung etwas anderes ist als die Realität, in der du bisher gelebt hast und die für dich noch eine ganze Weile relevant sein wird.

Deine Vorstellungen wirken auf diese Realität ein, auf eine geheimnisvolle, manchmal wunderbare Weise, aber sie sind nicht diese Realität. Die Verehrung deines Idealpartners kann dir helfen, reale Menschen zu ehren. Die realen Menschen, die dir begegnen, sind aber so, wie sie sind, nicht so, wie du sie dir vorstellst. Die Visualisierung des (oder eines) Idealpartners hilft dir zu erkennen, was du willst, und es zu ermöglichen. Sie trägt wahrscheinlich auch dazu bei, zu erkennen, mit was für *weniger als idealen* Vorstellungen von dir selbst und vom Partner du bisher herumgelaufen bist. Und wenn du sie erkannt hast, kann es sein, daß du sie ablegen möchtest.

Vorstellungen sind aber Vorstellungen. Sie sind nicht die Realität. Bleibe offen dafür, Menschen zu begegnen, die anders sind als deine Vorstellungen!

Es mag ein Mensch kommen, der ganz anders ist als die von dir eingeübte Vorstellung des Idealpartners – und du verliebst dich! Das gilt ebenso für deine Vorstellung von dir selbst: Vielleicht entdeckst du eines Tages, wie anders du bist als das Idealbild, das du dir von dir gemacht hast – und gefällst dir, so wie du bist!

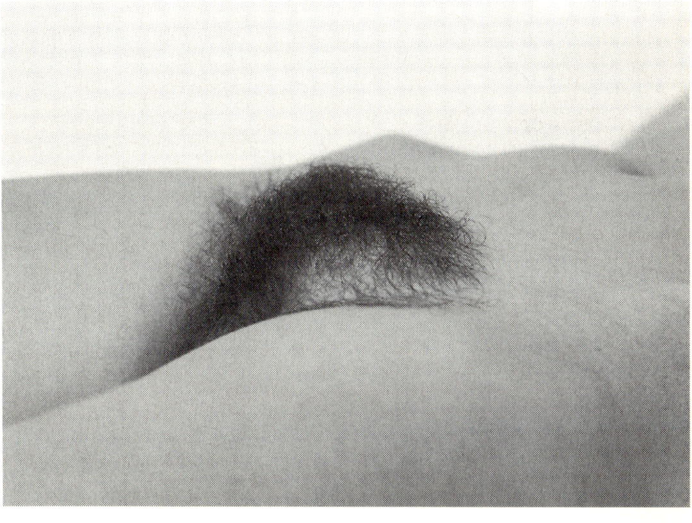

Das Selbstlieberitual

Wie wichtig es ist, sich selbst zu lieben und gut zu kennen, um andere lieben zu können, wird vielfach unterschätzt. Das gilt auch im Bereich der Sexualität. Wer seine eigenen sexuellen Vorlieben kennt, weiß, was sein eigener Körper mag. Er weiß, wie er angefaßt werden will, wie er auf Berührung, Gerüche und Geräusche reagiert und tut sich im Tanz und Liebesspiel mit einem Partner dann viel leichter.

Wenn es mit einem Partner nicht klappt, liegt es oft daran, daß wir uns selbst nicht gut genug kennen. Zwei Menschen, die sich selbst nicht kennen, die Augen nur nach draußen gerichtet auf den Partner, wie soll das gutgehen?

Das Spiel: Richte dir einen Raum so her, wie du es am liebsten magst, mit schönen Düften, Farben, Musik, Tüchern und Kissen – ganz nach deinem Geschmack. Keiner kennt dich so gut wie du selbst und weiß so gut wie du, was dir guttut. Zieh die Kleidung an, die du am liebsten trägst, und arrangiere das Licht so, daß du dich wohl fühlst. Nimm dir Zeit, den Raum herzurichten: Es ist der Tempel, der das Heiligtum deines Körpers beherbergt.

Wenn es dir zunächst schwerfällt, dir selbst deine ganze Liebe zu geben, dann stell dir behelfsweise vor, in einer Stunde käme der Mensch, den du am meisten liebst und mit dem es dir mehr bedeuten würde, diese Nacht zu verbringen, als mit jedem andern – egal, ob dieser Mensch einer tatsächlichen Einladung von dir folgen würde oder nicht. Spüre das Fieber der Erwartung beim Näherrücken des Zeitpunkts eures Rendezvous – und wenn es dann soweit ist, sei dir selbst der Liebhaber! Gib dir selbst die ganze Liebe, die du sonst deinem Traumpartner gegeben hättest. Dies ist ein Rendezvous mit dir selbst.

Begrüße dich mit einer Verbeugung! Lobe dich mit den Worten, die du gerne hören möchtest – keiner weiß so gut wie du selbst, wie großartig du bist. Du bist es, der dir die größte und wahrhaftigste Anerkennung aussprechen kann, niemand ist darin kompetenter als du. Und wenn niemand im Nebenzimmer mithört, der dich daraufhin für völlig durchgedreht halten würde, dann spreche diese Worte der Verehrung für dich selbst laut aus: Ein Teil deines Wesens wird sie erst dann wirklich hören und für wahr halten.
Beginne nun, dich selbst so anzufassen, wie du gerne angefaßt

Faß dich so an, wie du angefaßt werden willst und wie es einer Göttin gebührt!

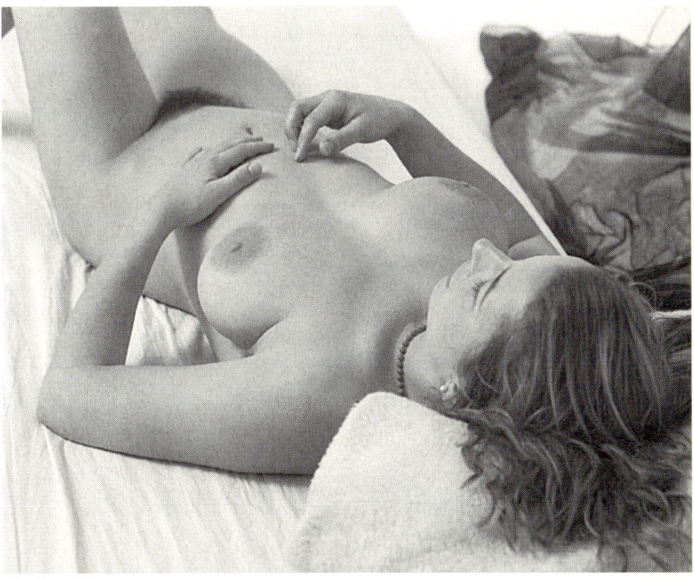

werden willst – wie es einem Gott oder einer Göttin gebührt. Dehne und räkle dich, massiere dich und streichle dich, so sanft oder fest, wie du es magst: du, Schöpfer des Universums!
Zumindest dieses Universums, an diesem Abend mit diesem Ritual hast du es dir so geschaffen, wie du es wolltest. Mit dir selbst in perfekter Einheit von Regisseur und Schauspieler kann dieses Spiel so schön werden wie die schönste Liebesnacht. Was du von deinem Partner wahrnimmst, entstammt sowieso zu neunzig Prozent deiner eigenen Phantasie – warum dann nicht gleich allein bleiben. Und wenn du das perfekt kannst, bist du optimal bereit für eine Partnerschaft. Es ist paradox, aber wahr: Erst wenn du deinen Geliebten nicht mehr brauchst, bist du wirklich bereit, ihn zu empfangen.
Du kannst in diesem Spiel so weit gehen, wie du willst. Streichle dich, und schlafe dabei ein. Berühre deinen Lingam oder deine Yoni, so wie sie es wollen und verdienen, und verharre dabei in der Erregung. Bleibe ein Weilchen in diesem Raum höchsten Genusses, bleibe darin, ohne Eile. Lasse die Erregung dann sanft abklingen, oder lasse sie in einer Explosion bersten – wie du willst. Achte dich in jedem Augenblick dieses Liebesakts mit dir selbst als Gott oder Göttin. Sei dabei zugleich der Verehrende: Liebhaber und Geliebter sind eins.

Werden und Vergehen

Das letzte Spiel dieses Kapitels handelt von der Vergänglichkeit und Unwirklichkeit alles Geschehens. Es ist ein Visualisierungsspiel, das auf subtile Weise auf den Tod vorbereitet. Viele Menschen haben mir erzählt, wie sehr der Tod für sie etwas Erotisches ist – diese Ver-

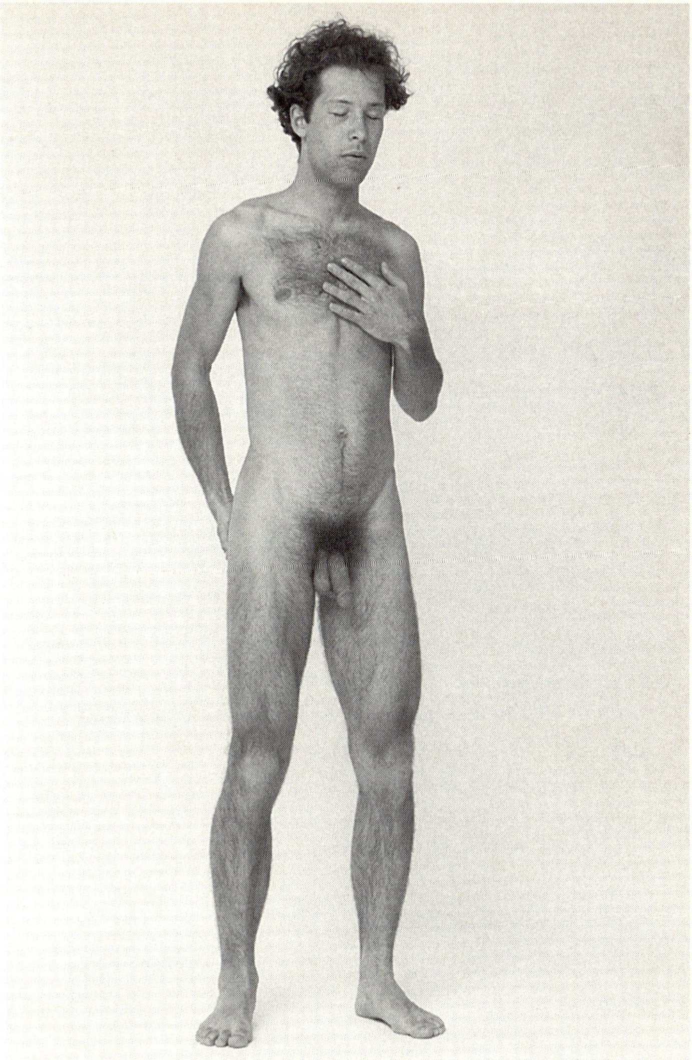

Niemand kennt dich so gut wie du selbst

bindung ist durchaus nichts Perverses, sondern zeigt ein sehr tiefes Verständnis vom transformativen Charakter der Liebe. Hingabe hat natürlich auch etwas mit Tod zu tun: Im Orgasmus sterben wir den «kleinen Tod».

Mach es dir bequem, schließe die Augen, und stelle dir erotische Szenen vor, bis in alle Einzelheiten. Phantasiere nach Herzenslust! Wie du es willst, wo und mit wem; sieh genau hin, höre, rieche, schmecke ... dann laß diese Vorstellung wieder dorthin gehen, wo sie hergekommen ist, ins Nichts. Dann laß sie wiederkommen, mit veränderten Einzelheiten: andere Menschen, an einem anderen Ort, die sich auf eine andere Weise treffen. Und laß sie wieder vergehen. Wir alle tagträumen, oft ziemlich stereotyp und eben ‹verträumt› im Sinne von geistesabwesend. Sei in diesem Spiel geistesanwesend! Wenn du dich zu diesem Spiel aufrecht hinsetzt, hilft dir das, während der Träumerei nicht einzuschlummern oder völlig wegzudriften. Dann träume: intensiv, leidenschaftlich, hingebungsvoll! Und sei dir währenddessen bewußt, daß du träumst!

Phantasien prägen unser Leben in viel höherem Maße, als wir anzunehmen geneigt sind. Das gilt natürlich ebenso für Phantasielosigkeit. Beim gezielten Visualisieren erotischer Szenen machen wir uns diese Phantasien bewußt und erweitern ihre Einflußsphäre. Die erweiterte Phantasie ermöglicht dann ein erweitertes Erleben. Dieses Dehnen und Erweitern ist die eine Seite, die des Wachstums. Die andere ist die der Auflösung: Jede Vorstellung geht über in eine andere, oder sie löst sich auf in nichts. Es mögen ein paar Erinnerungen bleiben, flüchtige Abdrücke im Kurzzeitgedächtnis. Nicht viel anders geht es uns auch mit unseren tatsächlichen Erlebnissen: Sie vergehen und hinterlassen uns nichts als eine mehr oder weniger trügerische Erinnerung, die – auch wenn sie erst mal im Langzeitgedächtnis gespeichert wird – eines Tages ebenso vergehen wird wie jede Phantasie.

Dieses Spiel mit der Vorstellungskraft weckt die Kreativität. Wenn du imstande bist, das Verlöschen von Vorstellungen bewußt zu erleben, dann befreit es dich außerdem von Zwangsvorstellungen und den damit verbundenen Zwangshandlungen – und das ist bei uns Normalneurotikern eine ganze Menge! Es macht uns freier von äußeren Umständen: Wir können im Leben Glück haben, und alles kommt so, wie wir es wollen; es kann aber auch anders kommen – und es vergeht sowieso.

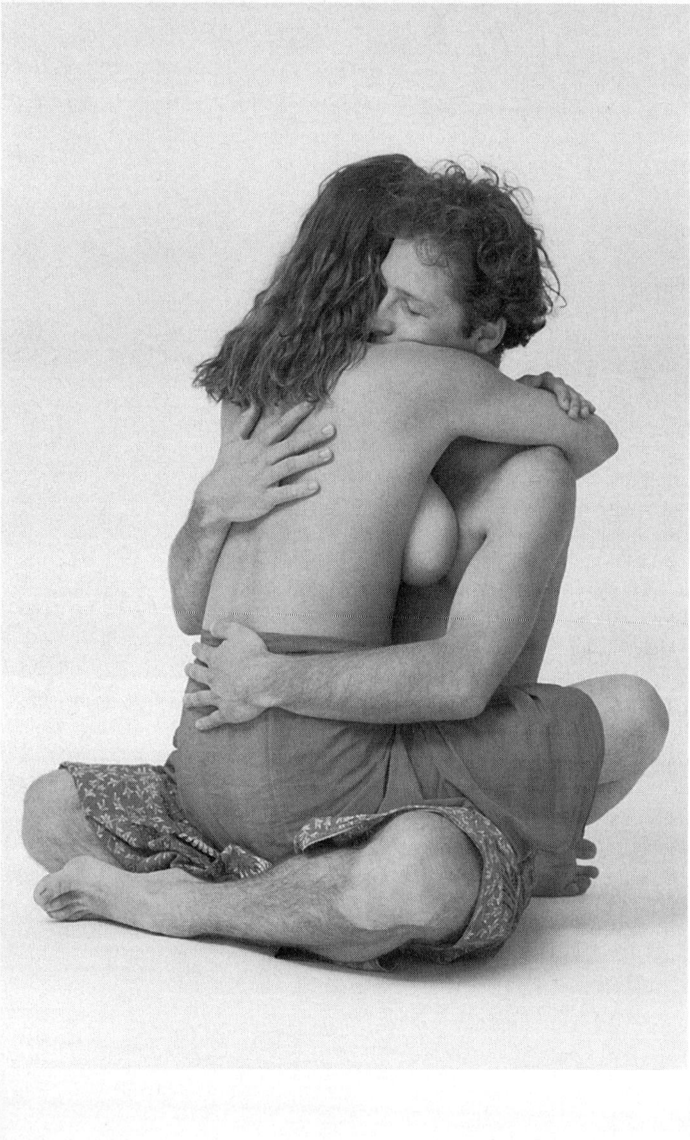

KAPITEL 5

SPIELE ZU ZWEIT

Die Schöpfung geschah um des Liebesspiels willen.
Solange nur Einssein existierte, gab es kein Entzücken.
Als die Einheit jedoch aufgehoben wurde
und anschließend Mann und Frau
wieder miteinander verbunden wurden,
war das Entzücken groß.

(Rabbi Hayim Haikel,
ein Chassidim des 18. Jh.)

Äonenlang nur mit sich allein langweilte Gott sich und beschloß, sich in zwei Teile zu spalten, die miteinander würden spielen können: So entstanden Mann und Frau. Sie waren so beschaffen, daß sie sich allein unvollständig fühlten und sich nach einander sehnten. Sie lebten in getrennten Körpern, die einander suchten und erst in Vereinigung glücklich waren. Erst wenn sich die beiden Hälften gefunden hatten, waren sie wieder ganz, waren Gott, was nichts anderes heißt als ganz – und mußten sich doch wieder trennen, da, wie gesagt, Gott sich sonst langweilt.

Das ist der Mythos. Aber auch die Wissenschaft hat eine Geschichte vom Beginn der Sexualität: Die Trennung in zwei Geschlechter, von denen nicht eines ohne das andere Kinder zeugen kann, begann vor Jahrmilliarden auf der Erde. Geschlechtliche Lebewesen scheinen sich gegenüber nichtgeschlechtlichen Lebewesen (die es nach wie vor gibt) besser durchsetzen zu können. Anscheinend können die in Geschlechter getrennten Arten durch ihre Art der Fortpflanzung ihre Erbanlagen besser mischen, so daß eine größere Vielfalt entsteht, wodurch die Anpassungsfähigkeit erhöht wird.

Diese Theorie ist allerdings umstritten. War am Ende doch die Langeweile Gottes der Grund für die Entstehung von Sexualität? Jedenfalls leiden wir unter der Sehnsucht nach dem anderen und genießen das Glück der Vereinigung, wenn wir den gesuchten Teil (von uns selbst) wiedergefunden haben. Insofern ist das eigentliche Tantra von der äußeren Form her das Tantra zwischen zwei Individuen. Hier bin ich, und dort bist du, und wie diese beiden Hälften des Universums sich wiederfinden, das ist das Spiel des Tantra.

Wenn es doch nur zwei wären! Aber in der Liebe interagieren nicht nur zwei, sondern immer gleich vier miteinander: du, mein Bild von dir, dein Bild von mir und ich.

Die Bilder, die wir uns voneinander machen, haben ja nur punktuell Ähnlichkeit mit den wirklichen Menschen.

Je mehr wir voneinander erfahren, um so mehr Verschiedenheiten bemerken wir, sowohl zwischen uns wie zwischen den Bildern, die wir uns gemacht haben, und den dazugehörigen Wirklichkeiten.

Diese kleinen und großen Unterschiede brauchen uns nicht in Verzweiflung zu stürzen. Im Gegenteil: Mit ihnen arbeitet oder vielmehr «spielt» Tantra. Den Partner können wir in der Regel nicht ändern. Was wir aber, wissend, daß unser Bild immer nur ein Bild ist, ändern können, ist unser Bild von ihm.

Aber was für ein Bild ich mir von dir mache, hat entscheidenden Einfluß auf unsere Partnerschaft.

Lustvolles Lernen

Bei den Spielen, die ich im folgenden vorstellen werde, stehen zwei Gewinne im Vordergrund: Lust und Lernen. Das Lernen und die Lust brauchen einander, denn lustvoll lernt sich's am besten, und zu lernen bereitet allein schon Lust. Wenn ein Spiel keinen Spaß macht, ist der Lernerfolg gering. Und wenn etwas unserer ewigen Neugier und unserem Wachstumsdrang keine Herausforderung mehr bietet, flaut auch die Lust ab.

Es lohnt sich deshalb, sich ein Herz zu fassen und bis an die Grenzen dessen zu gehen, was man sich jeweils traut. Was am meisten Angst auslöst, ist oft die größte Quelle von Lust und verspricht jedenfalls auch den größten Lerngewinn.

Bei einigen der Spiele (etwa: «Ich will dir ganz gehören!») sieht es vordergründig so aus, als habe der Spieler des Herrscherparts eine viel größere Chance, das Spiel zu genießen. Das täuscht! Mindestens so groß wie die eigene Lust ist nämlich der Genuß, dem andern Lust zu bereiten, denn Lust ist ein Win-win-Spiel: Wenn beide gewinnen, ist die Lust am größten. Auf dem Weg zur Lust des Partners lohnt es sich durchaus, mal zurückzustecken und vorübergehend Unlust in Kauf nehmen; der Gesamtgewinn wird so ein höherer sein.

Hinzu kommt, daß auf einer tieferen Ebene Lust und Unlust Partner sind, die einander brauchen. Tantra ist nur einer von vielen Wegen, die zu dieser Erkenntnis führen. Das Besondere an Tantra ist jedoch, daß man nicht durch Abstinenz, sondern gewissermaßen auf natürliche Weise, durch die Lust hindurch, zu dieser Erkenntnis gelangt.

Bei fast allen Spielen ist es wichtig, bei den einmal vereinbarten Rollen zu bleiben.

Es mag als besonders spielerisch erscheinen, während des Spiels auch die Rolle nicht ganz ernst zu nehmen. Meistens aber ist es, was den Spaß und den Lerneffekt angeht, ergiebiger, bei der Rolle zu bleiben und den schauspielerischen Part möglichst noch zu übertreiben.

Im Tantra versteht man das Ego, die Ich-Identität, als letztlich nichts weiter als eine Rolle, die wir im Leben einnehmen. Normalerweise tun wir das kaum mit spielerischen Varianten, so als hätten wir nur einen einzigen Kleiderbügel im Schrank. In der religiösen oder sexuellen Ekstase hängen wir sozusagen unsere

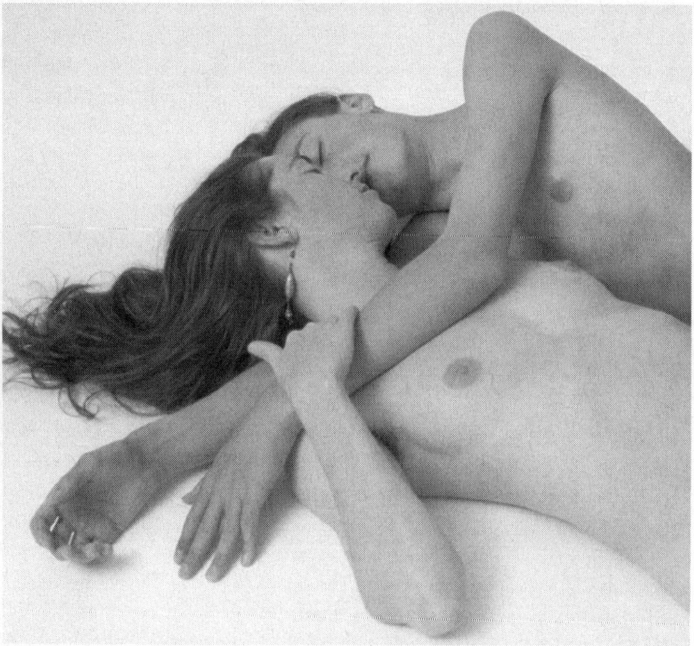

«Entspannt. Legt euch zusammen hin und meditiert miteinander»

Ego-Klamotte auf den Bügel, für den Alltag ziehen wir sie dann wieder an.
Die Tantra-Lehrer Hellwig Shinko und Regina König plädieren dafür, mit diesen Klamotten nicht so knausrig zu sein und sich mehrere, verschiedene Rollen zu gönnen.
Im Spiel können wir das üben. Vor allem können wir durch das Einnehmen eines ganz anderen Parts als gewöhnlich unsere normale Ego-Klamotte mal ausziehen, sie relativieren und schließlich auch diesen alten Hut, mit dem wir schon so vielen auf die Ner-

ven gegangen sind, auf spielerische Weise auf- und wieder absetzen. Es ist ja nur ein Hut! Wer wir wirklich sind, ist eine ganz andere Sache.

Orgasmus

Dem Orgasmus wird in anderen Tantrabüchern viel Raum gegeben. Hier nur so viel: In westlichen, auch modernen Anleitungen zur Sexualität wird der Orgasmus meist sehr betont. Im Gefolge der Entdeckungen Wilhelm Reichs ist das verständlich, wird aber auch übertrieben. Es paßt zum westlichen Denken, Zielen zuzustreben und Höhepunkte zu erklimmen.

Die Zurückhaltung der Ejakulation des Mannes gilt besonders im chinesischen Taoismus, aber auch im hinduistischen Tantra als zentraler Punkt des Glücks in der Liebe und auf dem spirituellen Weg. Im Westen findet man diesen Nachdruck auf der Zurückhaltung des Samenergusses nur noch in der (im 19. Jh. in den USA publik gewordenen) Praxis des *Karezza* und natürlich heute in vielen der aus dem Osten importierten Wege.

Auch die Unterscheidung eines klitoralen und eines vaginalen Orgasmus kann man übertreiben. Schon manchem Paar ist im Stress nach der richtigen Art des Orgasmus die Lust am Liebesspiel verlorengegangen. Im Tantra wird der Talorgasmus dem normalen Gipfelorgasmus gegenübergestellt: Das eilige Erstreben des Gipfels wird hier schlechter bewertet als das genüßliche Schwelgen im Tal. Die Frage ist aber, ob man die Talebene überhaupt noch als Orgasmus bezeichnen kann. Es gibt jedenfalls viele Landschaftsformen, Gipfel wie Täler, und alle haben ihre eigenartige Schönheit.

Daß die Ejakulation den Mann erschöpft und meist das Liebesspiel verkürzt, ist zweifellos richtig und ein wichtiger Punkt in jeder Liebesschule. Viele Frauen sind fähig, mehrfache Orgasmen zu erleben, man kann das auch kultivieren, es sollte aber nicht zum Fetisch werden. Ich kenne Frauen, die beim Lieben die höchsten Genüsse kennen und nie einen Orgasmus erfahren haben. Vielleicht ist es so, wie Jolan Chang (in *Das Tao für liebende Paare*) sagt: «Je hungriger nach Liebe wir sind, um so größer ist unsere Sucht nach dem Orgasmus, der uns dann aber ebensowenig tief befriedigt, wie Schokolade ein Ersatz für richtige Ernährung ist.»

«Entspannt, legt euch zusammen hin und meditiert miteinander. Umarmt euch, meditiert zusammen. Ihr werdet überrascht sein, daß ihr bessere, orgiastischere, hinreißendere Momente erreichen könnt als beim Geschlechtsakt. Der ist sehr schnell vorbei. Findet neue Wege. Und das Finden von neuen Wegen ist Feiern… Für das neue Zeitalter, für den neuen Menschen, wird es auch neue Arten der Liebe geben, höher entwickeltere, kultiviertere.»
Osho

Im neueren, westlichen Tantra geht man dementsprechend vom Kult des Orgasmus zur Kultivierung des orgasmischen Erlebens über (so in *Feuer der Sinnlichkeit, Licht des Herzens*, von Plesse/St. Clair).
Und nun zu den Spielen.

Atem Gottes – das Atemrhythmusspiel

Der Atem galt von jeher als Brücke zwischen dem Materiellen und dem Spirituellen. Auch in der Liebe verbindet er Körper und Geist, Herz und Seele miteinander. Wer will nur das eine? Atembewußtsein vergeistigt die körperliche und erdet die herzliche Liebe.

Setzt oder legt euch in Umarmung so zusammen, daß ihr die Brust des andern gut spüren könnt. Dann beginnt, euch allmählich auf den Atemrhythmus des Partners einzustimmen: zusammen einatmen, zusammen ausatmen. Normalerweise haben zwei Menschen nicht den gleichen Atemrhythmus, da dieser u. a. von der jeweiligen Stimmungslage abhängt. In dieser Übung sind beide Atemrhythmen miteinander verschmolzen. Nach einer Weile des gemeinsamen Atmens möchte der Körper zum eigenen Atemrhythmus zurückkehren. Beobachte diesen Wunsch, und bleibe für die Länge des vereinbarten Spiels bei der Parallelatmung.

In jeder Beziehung zwischen zwei Menschen müssen sich zwei Rhythmen einander anpassen. Dabei kann es sein, daß einer von beiden weitgehend bei seinem eigenen Rhythmus bleibt und nur der andere sich anpaßt.

In der idealen Beziehung verschmelzen beide zu einem einzigen Rhythmus, oder aber die Führung wechselt harmonisch und hat auch in diesem Wechsel ihren eigenen Rhythmus.

Sollte die Führung einseitig sein, kann man als Spiel-*Variante* ausprobieren, daß jeweils nur einer explizit führt und der andere folgt. Dann umgekehrt. Dabei wird der Führende merken, wie schwierig es ist, unberührt von dem wie ein Schatten folgenden Partner bei seinem eigenen Rhythmus zu bleiben. In der Intimität einer innigen Umarmung ist man ja fast unausweichlich dem Ein-

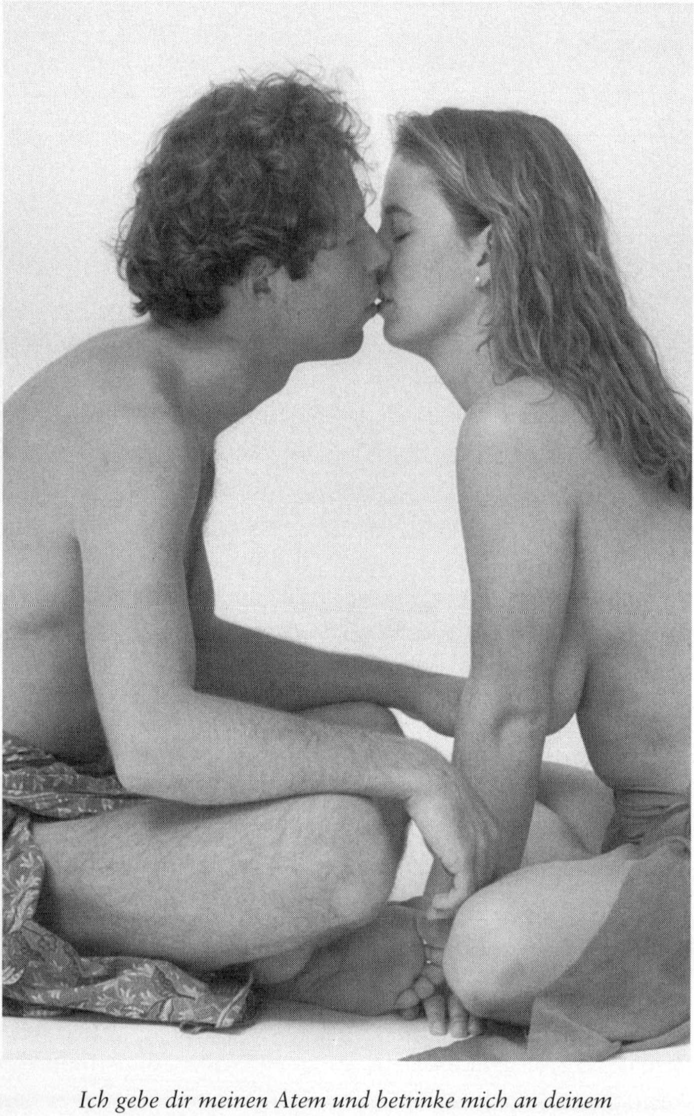

Ich gebe dir meinen Atem und betrinke mich an deinem

fluß des andern ausgesetzt, und normalerweise ergibt sich dabei ganz natürlich ein Paar-Atem-Rhythmus.

Kahlil Gibran (*Über die Liebe* in *Der Prophet*) hat den Abstand, den Liebende brauchen, um eine tragfähige Beziehung zu gestalten, mit den Säulen verglichen, die das Dach des Tempels tragen: Sind sie zu nah beieinander, kippt es, stehen sie zu weit voneinander entfernt, bricht es ein.

Joyce und Barry Vissel sprechen (in *Der gemeinsame Weg*) dasselbe Thema an: «*Doch laßt Raum zwischen eurem Beieinandersein, und laßt Wind und Himmel tanzen zwischen euch. Singt und tanzt zusammen und seid fröhlich, doch laßt jeden von euch allein sein. Obwohl die Saiten einer Laute nebeneinander liegen, entsteht ihre Musik aus dem Zusammenspiel.*»

Ich trinke deinen Atem, Geliebte – die Wechselatmung

Diesmal betrinken wir uns nicht mit einem Aphrodisiakum und auch nicht durch den Austausch von Körperflüssigkeiten, sondern am Atem des Partners.

Setzt euch bequem einander gegenüber. Bei unterschiedlicher Körpergröße kann sich auch einer auf den Schoß des andern setzen, mit oder ohne Kissen, so daß sich beide gut ins Gesicht sehen können. Die Arme dürfen auf den Schultern des Partners ruhen. Halte den Mund leicht offen, etwa eine Handbreit vor dem Mund des Partners. Dann passe die Atmung so der deines Partners an, daß immer einer ausatmet, während der andere einatmet. Dabei gibt es keinen Grund für Angst vor Sauerstoffmangel! Neben der Atemluft des Partners ziehst du immer noch genug frische Luft

ein. Außerdem: Unsere Lungen nutzen immer nur einen Teil des eingeatmeten Sauerstoffs.
Das Wissen, die Luft aus dem Innersten des Partners in mein eigenes Innerstes zu ziehen, näher ans Herz, als Genitalien je reichen können, vermittelt mir ein Gefühl innigster Nähe. Ich gebe dir meinen Atem und betrinke mich an deinem! Bei aller Liebe fordert das Spiel der Wechselatmung jedoch permanente Beachtung des Atems. So macht uns einerseits die Liebe trunken, während uns anderseits das Atembewußtsein wachhält – ein idealer Cocktail für eine tiefe Meditation!

Zauberstab und Himmelspforte – das Verehrungsritual

Erblicke in Shiva Linga die Schönheit gegossenen Goldes, die Festigkeit der Himalaja-Berge, die Zartheit eines sprießenden Blattes, die lebensspendende Kraft des Sonnenballs; sieh den Reiz seiner funkelnden Juwelen!
(aus dem *Linga Purana*)
Sich zu lieben ist eine Sache, sich Liebe zu zeigen eine andere, und die Liebe oder das geliebte Objekt in Worten zu verehren eine dritte. Daß wir uns nicht mehr nur im Dunkeln lieben, mag eine Errungenschaft der sexuellen Revolution sein, und ebenso, daß wir uns dabei ansehen und daß das Bett zwar ein schöner, aber nicht der einzige Altar der Vereinigung ist. Seit Wilhelm Reich, Janov und anderen wissen wir auch, daß wir im Liebesakt stöhnen dürfen und sogar schreien – aber reden?
Das indische Tantra und der chinesische Taoismus sind in diesen Dingen nicht so schweigsam. Nik Douglas und Penny Slinger ha-

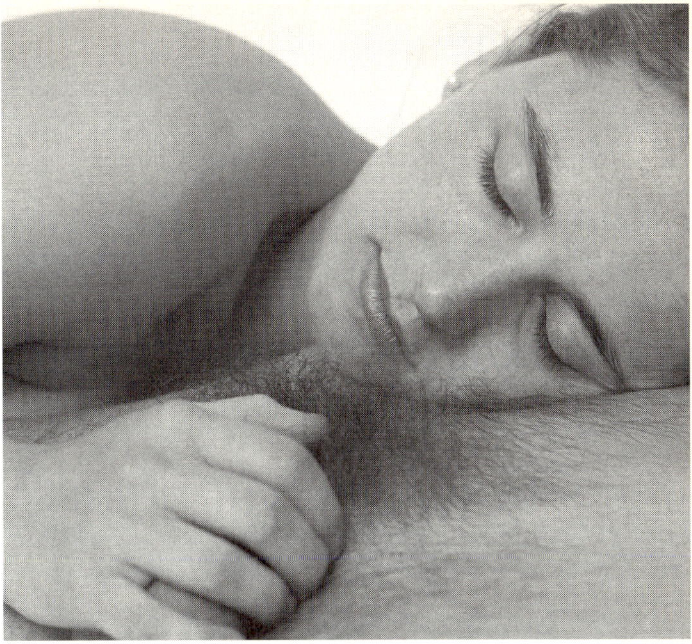

«Sieh den Reiz seiner funkelnden Juwelen!»

ben für ihr *Grosses Buch des Tantra* ein paar der Ehrentitel aufgeführt, die sich Liebende in Indien und China ihren Geschlechtsteilen gegeben haben. Ich greife hier die chinesischen Begriffe heraus.

Das männliche Sexualorgan wurde im alten China als *Gesandter, Angreifer, Junge, Karmesinroter Vogel, Getreuer Diener, Frucht, Gefolgsmann, Werkzeug, Jade-Flöte, Jade-Zepter, Jade-Stange, Liebeswaffe, positiver Gipfel, Rüssel, Schildkröte, Waffe* und *Yang-Gipfel* bezeichnet.

Das weibliche Organ wurde *Anemone der Liebe, Höhle, Küken-*

zunge (Klitoris), zinnoberrote Höhle (Schoß), zinnoberrote Spalte, Muschelschale, Tor des Lebens, weiblicher Schmelztiegel, Fischteich (Schoß), goldener Eingang, goldene Furche, kornförmige Höhle, Grotte, Herz der Pfingstrose (Schoß), kleines Mädchen, inneres Herz, innerster Knoten (Eingang zum Schoß), innerer Strom, innere Terrasse, Jade-Höhle, Jade-Tor, Juwelenfassung (Schoß), Liebesgrotte, mysteriöse Höhle, mysteriöses Tal, parfümierte Maus, Lustgrotte, Lusthaus, kostbarer Schmelztiegel, kostbares Tor, kostbarer Stein, rote Perle, geheime Höhle, empfindsame Höhle, sexuelle Höhle, Saiten der Leier (Lippen der Vulva), Schatzhaus, Vergnügungsort (Klitoris) und *weizenförmige Höhle* genannt.

Das sind Übersetzungen. Verliebte deutschsprachige Seelen mögen für das Objekt ihrer Verehrung passendere Begriffe finden als *karmesinroter Vogel* oder *weiblicher Schmelztiegel.* Dennoch zeigen diese Worte, wohin eine kreative Phantasie uns führen kann. Wieviel versagen wir uns doch, wenn wir immer nur von Pimmel und Möse sprechen! Auch eine stereotype Übersetzung ins Exotische, mit Worten wie *Lingam* und *Yoni* bedeutet noch nicht unbedingt eine Entfaltung von erotischer Kreativität.

Wir dürfen auch mit der *Jade-Flöte* die *Kükenzunge* kitzeln, die sich in ihrer *Muschelschale* verborgen hat oder den *Zauberstab* ins *Allerheiligste* des *Paradiesgartens* tauchen oder … eben der eigenen Phantasie freien Lauf lassen.

Setze für dieses Spiel zunächst deinen Angebeteten bzw. die Göttin deiner Wahl auf einen als Thron oder Altar hergerichteten erhöhten Sitzplatz. Verbeuge dich vor deinem Shiva oder deiner Shakti tief und beginne seiner (ihrer) Schönheit zu huldigen. Beginne mit den weniger versteckten und weniger tabubelegten Körperteilen: «Deine Augen, verehrter Shiva, leuchten wie Edelsteine!» oder «Die üppige Pracht deiner Haare, geliebte Shakti,

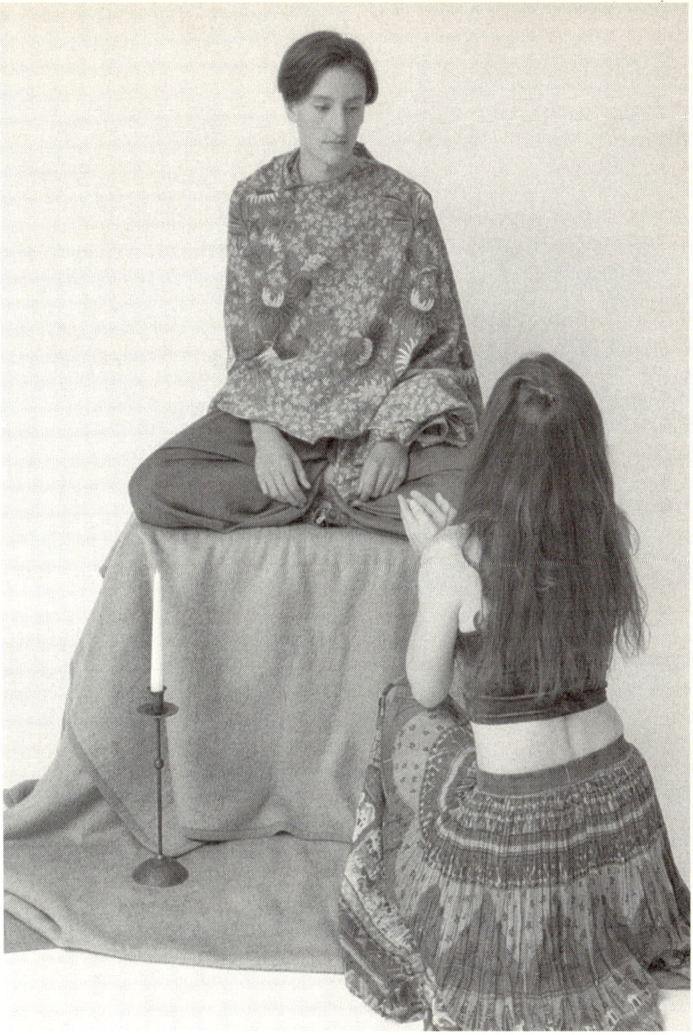

Verbeuge dich vor deinem Gott/deiner Göttin, und beginne, seiner/ihrer Schönheit zu huldigen!

gleicht einem tropischen Garten!» Nähere dich dann, von Lobpreisung zu Lobpreisung dich vortastend, dabei abschweifend, so weit du magst, allmählich, aber zielsicher dem Zentrum deiner Aufmerksamkeit: dem Zauberstab und der Himmelspforte.
Bitte keine Scheu vor Klischees oder altertümelnder Sprache! – Genital, Penis und Möse sind auch nicht originellere Ausdrücke als Jadepforte oder Zepter – und wenn dir ab und zu doch einmal ein völlig unerhörter Vergleich über die Lippen kommt, um so besser.
Es darf gelacht werden! Drückt euch aber nicht mit Ironie oder Gespreiztheit um die echte Verehrung herum. Es ist so ein Genuß, sich mit ehrlichen Worten Verehrung auszudrücken – und es ist ja nicht nur die Seele oder das Herz, was wir verehren, sondern auch die einzelnen körperlichen Lustspender im Besonderen, ihre Schönheit, ihr Geruch, ihr Geschmack, ihre Wunderwirkung.

Tierische Szenen

Der Mensch ist ein Tier mit ein bißchen Kultur drumrum. Auf die Schichten aus Jahrmillionen unserer tierischen Vergangenheit ist in den letzten Jahrtausenden ein dünner Firnis von Kultur draufgestrichen worden.
Wenn man unser Paarungsverhalten, unsere Ehekonflikte oder unsere Kriege ansieht, ist der Unterschied zu Tieren nicht groß – außer, daß Tiere keine Kriege führen und es unter Tieren kaum Beziehungskonflikte gibt. Wir haben an Wildheit verloren, an Lust und Spontaneität. Wir sind ein bißchen kühler und berechnender geworden.

Darunter schlummert das Tier, das auch in unserem Leben seinen gerechten Teil will. Sonst werden wir krank. So wie unsere Liebe krank wird, wenn wir nicht tierisch sein dürfen. Dann müssen wir unsere Körperlichkeit vom Arzt und unsere Beziehungen vom (Scheidungs-)Richter behandeln lassen.

«Wäre ich doch als Tier geboren!» wünschte ich mir fast meine ganze Jugendzeit hindurch. Mensch zu sein war schrecklich. Die Schule, die Gesellschaft, die Familie – alles Gefängnisse. Tiere leben nach ihren Instinkten, frei von den Fesseln der Gesellschaft, stellte ich mir vor, und so wollte auch ich leben. Einen großen Teil meiner Zeit verbrachte ich im Wald und am Wasser, hatte Aquarien im Zimmer und Pflanzen auf der Fensterbank. Ein Sexualleben hatte ich nicht, jedenfalls keins, das der Rede wert gewesen wäre. Als Mensch war ich zu höflich und gesittet. Und ein Tier zu sein, traute ich mich noch nicht.

Die Tatsache, daß wir «tierisch» im modernen Slang als häufigen und überwiegend positiv assoziierten Kraftausdruck vorfinden, ist sicherlich ein Zeichen einer gesunden Rebellion unserer Natur, die sich zuviel Akkulturation nicht gefallen läßt. Endlich ist es soweit, daß tierisch zu sein tierisch gut ankommt! Könnte sein, daß Gesellschaften, die das wissen und damit zu spielen imstande sind, der Ausbruch brutaler Gewalt oder der Atmosphärenkiller grassierender unterkühlter Rachegelüste erspart bleibt.

Für das Spiel ist es am einfachsten, wenn jeweils nur ein Partner die Regieanweisungen gibt. Der andere folgt. Beim nächsten Spiel wird gewechselt.

Wegen des reicheren Sozialverhaltens werden hierbei in der Regel Artgenossenspiele gewählt: zwei Saurier, zwei Wölfe, zwei Delphine. Es können aber auch Jäger und Gejagte sein: Tiger und Reh, Hai und Thunfisch, oder zwei Einzeller, die einander einverleiben. Genetisch waren wir tatsächlich diese oder so ähnliche Tiere, wir haben ihre Eigenschaften «im Blut» (das heißt: in den Genen). So wie wir unsere Eltern oder Großeltern sind und sie spielen können, so sind wir auch diese Tiere und können uns spielerisch in diese Vergangenheit hineinversetzen.

Je nach Intimität mit dem Partner kann man sich dabei Grenzen setzen, was das Beschnuppern, Beschlecken, die Paarung oder eventuelle Bißwunden anbelangt. Da Tiere ja in der Regel keine Kleidung anhaben, empfiehlt es sich, das Spiel unbekleidet in einem warmen Raum zu spielen. Zeitdauer: zum Beispiel eine dreiviertel Stunde – oder ganz nach Laune bzw. Instinkt (Tiere haben keine Uhr!).

Ich würde das Spiel auch in Anwesenheit meiner Kinder spielen und bin überzeugt, daß es ihnen «tierisch» viel Spaß brächte; wahrscheinlich würden sie nur zu gerne mitmachen... Wenn die Eltern aber noch ein bißchen schamhaft sind oder unter sich sein wollen, ist es besser, sich für dieses Spiel zurückzuziehen. Am besten ist es, ganz allein in der Wohnung zu sein, denn Tiere sind manchmal eben auch recht laut. Oder noch schöner: draußen in der Natur, in einem warmen Klima, an einem einsamen Platz. Es scheint mir sogar wert, einen Urlaub speziell auf diese Möglichkeit hin zu planen.

Das erste Mal

Versetze dich zurück in die Zeit, bevor du das erste Mal mit einem Mann oder einer Frau Sex hattest. Du wußtest nicht, wie es geht, und hast dich wahrscheinlich ein bißchen davor gefürchtet. Vielleicht hast du gehofft, daß dein Partner sich auskennt und dich liebevoll einführen wird in die Welt der Liebe. Eigentlich wolltest du ja verführt werden, als es dann aber soweit war, wärst du fast wieder umgekehrt...

Jetzt, in diesem Spiel, hast du das Glück, daß dein Partner Bescheid weiß und dich sanft initiieren wird in die Geheimnisse der Liebe. Nichts brauchst du zu wissen und nichts «richtig» zu machen! Du bist noch unschuldig, völlig unerfahren in diesen Dingen und überläßt die Führung getrost deinem Partner – es ist ja das erste Mal! Fühle dich wie beim ersten Mal, genieße es, als hättest du so eine Zusammenkunft noch nie erlebt. Danach bist du ein anderer Mensch.

Genaugenommen bist du tatsächlich ein anderer Mensch, jeden Moment neu, nur sind wir meistens nicht sensibel genug, das wahrzunehmen. Der Geist des Tantra ist ein Geist des Anfängers: Tue alles, als tätest du es zum ersten Mal! Sieh die Welt mit den Augen eines Kindes, ohne Vorurteile, ohne «Erfahrungen», die dich immer schon im voraus wissen machen wollen, wie etwas geht und wie es endet.

Wer in eurer Beziehung erfahrener ist, schlüpfe zuerst in die Rolle des Anfängers; beim nächsten Spiel geht es umgekehrt. So kommt jeder mal in den Genuß, verführt zu werden, und mal in den Genuß zu verführen. Sag deinem Partner vor Beginn des Spiels, wie du gerne verführt werden willst – du kannst dich ja dann immer noch ein bißchen dagegen sträuben, denn es ist ja das erste Mal...

Ich zeige dir, wie ich mich liebe – die Selbstliebe-Show

Masturbation wird von den meisten als häßliches Wort empfunden. Es ist etwas, das wir allein machen, im verborgenen. Peinlich, daß wir es überhaupt tun: der Makel der Ersatzbefriedigung liegt über der Masturbation. Wer keinen andern findet, mit dem er oder sie es machen kann, muß sich eben selbst befriedigen – so lautet das vorherrschende Klischee.

Eine solche Einstellung verachtet Sex und die Liebe zum eigenen Körper und ist keine gute Basis für die Liebe zu zweit.

Selbstverachtung ist eine schlechte Grundlage für jedwede Art von Respekt, Verehrung oder Hochachtung. Wenn ich mich selbst nicht liebe und achte, werde ich letztlich immer versuchen, alle anderen, mit denen ich zu tun habe, auf das Niveau meiner Selbsteinschätzung herunterzuziehen. Ich habe darüber im Kapitel «Tantra allein» schon gesprochen.

In der «Selbstliebe-Show» zeige ich dir, wie ich mich liebe und mit meinem eigenen Körper Lust empfinde. Ich zeige dir, wie ich berührt werden will, indem ich es dir vormache. Du siehst mir dabei nur zu, ohne etwas zu sagen und auch ohne zu applaudieren. Weil du hier nicht mit dir selbst und deiner eigenen Performance beschäftigt bist, kannst du mich hier auf eine Art wahrnehmen, wie vielleicht noch nie während eines Liebesakts.

Du magst das als voyeuristisch empfinden – vielleicht hast du recht, und das hier ist die eigentliche Kunst des Voyeurismus: Mit deiner ganzen Präsenz dazusein und mich wahrzunehmen in mei-

Rechts: Die Selbstliebeshow: Ich zeige mich – und ich sehe dir zu

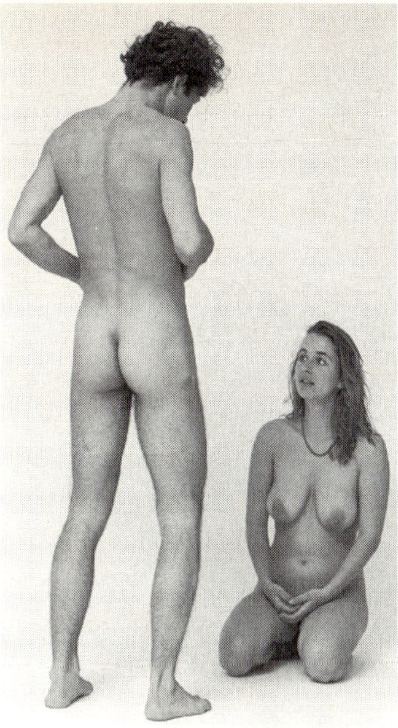
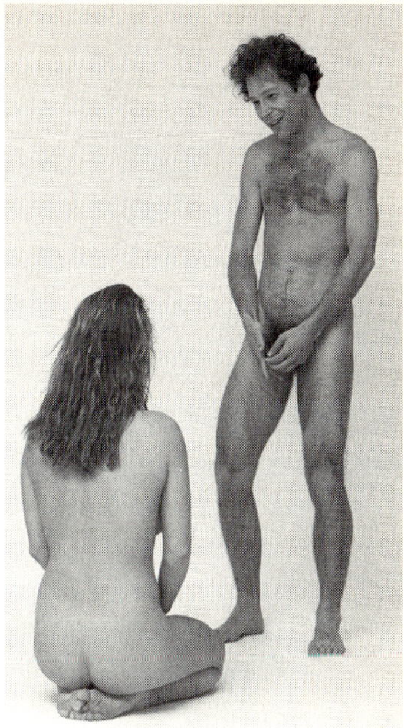
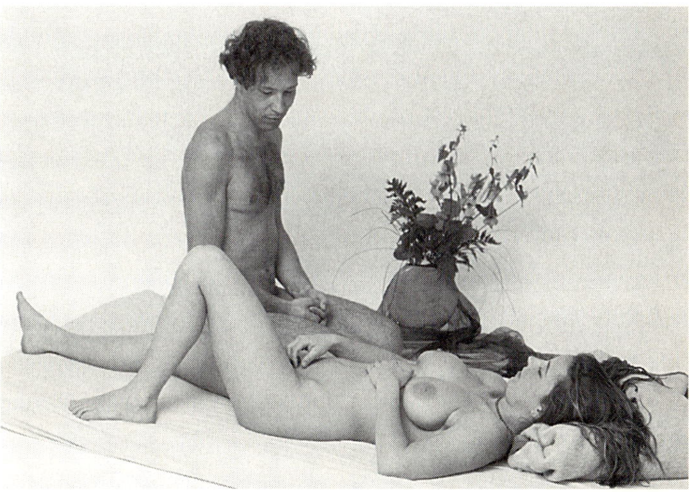

nem intimsten Genuß, ohne dabei selbst etwas zu tun. Je offener und urteilsloser du mir zusiehst, um so leichter fällt es mir, mich dir zu zeigen.

Geht in diesem Spiel so weit, wie ihr mögt. Schaut euch in die Augen so weit, wie ihr könnt! In den Augen den Genuß deines Partners zu sehen, ohne mit dir selbst beschäftigt zu sein, ist etwas, das du vielleicht sonst nie so rein erlebst.

Ich empfinde es als Ehre, wenn eine Frau mir ihre Liebe in ihrem Umgang mit sich selbst so offen zeigt – es ist ein Vertrauensbeweis, der manchmal mehr Intimität voraussetzt als die Bereitschaft, die Yoni einem eindringenden Lingam zu öffnen. Und ich weiß von der Überwindung, die es kostet, sich so zu zeigen. Nach so einer Offenbarung ist es kaum mehr möglich, sich die Lust zu stehlen, versteckt in der Show des Sexaktes. Aber wir können sie uns *nehmen*, wenn wir uns so offenbart haben. Es ist dann ein anderes, ein expliziteres Geben und Nehmen, kein heimliches Stibitzen mehr.

Wenn ihr nach diese Selbstliebe-Show mit vertauschten Rollen weitermachen wollt, laßt euch eine kleine Pause. Die Idee «Jetzt durfte ich, nun mußt auch du dürfen» sollte dabei nicht stören dürfen. Zuschauen und Vorführen bieten ungefähr gleich große Lern- und Genußchancen, und das Idol des gemeinsam Kommens darf hier gerne mal eine Weile draußen bleiben.

Tantra im Wasser

Wir stammen aus dem Wasser. Unsere Vorfahren waren Fische, und auch als die körperlichen Individuen, die wir jetzt sind, schwammen wir die ersten neun Monate unseres Lebens im warmen Salzwasser des Uterus unserer Mutter. Achtzig Prozent unse-

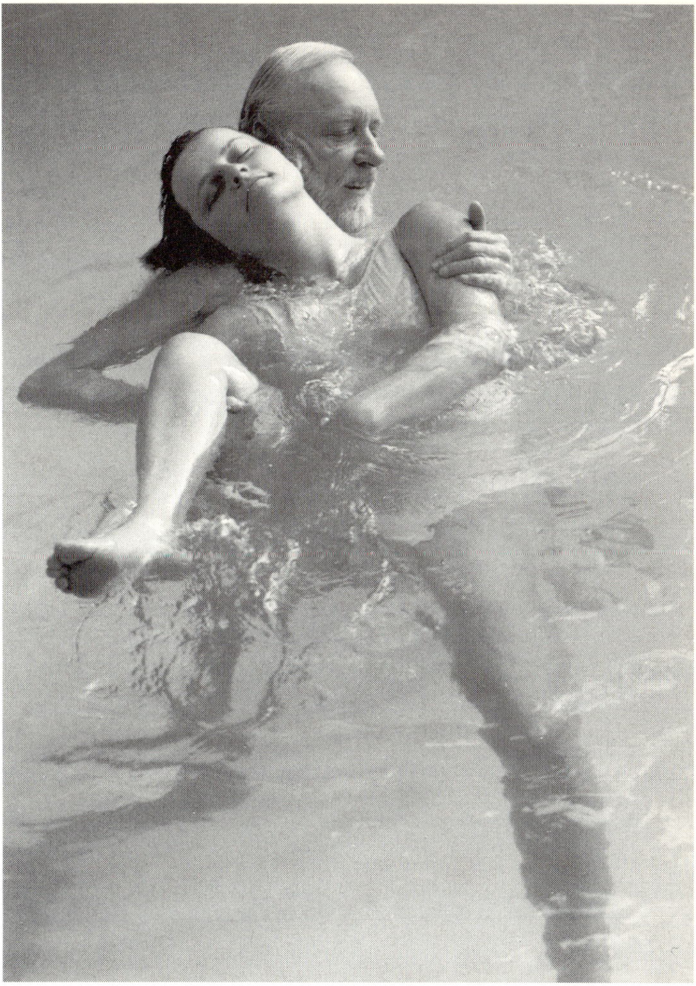

Warmes Wasser ist das ideale Element für Tantra
(Harold Dull, der Erfinder von Watsu, mit seiner Geliebten)

res Gewichts bestehen auch jetzt noch aus Wasser – ohne Wasser sind wir nichts.

Das mögen einige der Gründe sein, warum dieses Element so eine starke magische Kraft auf uns ausübt. Körperwarmes Wasser berührt in unserer Tiefe eine Erinnerung an das Leben vor unserer Geburt, als wir noch alles hatten, was wir brauchten, ohne etwas dafür tun zu müssen. Nichts vermittelt so sehr das Gefühl von Heimat und Wohlbefinden wie warmes Wasser. Deshalb ist es für Tantra das ideale Element.

Mehr noch als am Schlafzimmer erkennt man am Badezimmer den Tantra-Geist einer Wohnung: Es ist geräumig, hat Pflanzen, Kerzen und Duftlampen – ein Platz zum Genießen und Verweilen. Gemeinsam duschen, sich einseifen, abspülen, bürsten oder massieren, sich in der Badewanne gegenübersitzen und die Füße des Geliebten massieren oder ihr an den Zehen lutschen, sich kitzeln und streicheln, und wenn du willst (und es gelingt!), dann führe auch den vorschnellenden Fisch in seine feuchte Höhle, was aber gar nicht so leicht ist, da das Wasser unsere Geschlechtsteile so schlecht gleiten läßt. Muß ja auch nicht sein, das Spielen und Liegen im warmen Wasser ist schon Genuß genug, und die Wärme des Badewassers fördert eine hektische Aktivität auch nicht gerade.

Für einen ganz besonderen Genuß eignen sich die öffentlichen Thermalbäder, die Wasserbecken mit 32–38 Grad Celsius anbieten – 34–35 Grad sind ideal, und eine Wassertiefe von ungefähr 1,20 Meter. Dort kann man zu zweit ein Spiel spielen, das Harold Dull *Watsu* genannt und zu hoher Perfektion entwickelt hat. Dabei hält einer der beiden Partner den andern in seinen Armen, sorgt dafür, daß die Nase über Wasser bleibt, dehnt und streckt den Körper des Geliebten, dreht ihn, schaukelt ihn sanft oder hält ihn einfach ruhig in dem warmen Element.

Eine andere Form, die von Aman Schröter und Claudia Brunschwiler entwickelt wurde, nennt sich Wassertanzen und bezieht dabei auch Bewegungen ein, bei denen der ganze Körper unter Wasser geführt wird. Die Nase wird dabei von einer Sportschwimmerklemme zugehalten. Diese Wasserspiele führen in Entspannungszustände von einer Tiefe, die wir vom Trockenen her kaum kennen. Muskelpanzerungen lösen sich auf, Rücken und Gliederschmerzen werden gelindert, der Gedankenfluß verlangsamt sich im Zustand dieses bodenlosen Glücks und körperlichen Wohlbefindens und wird beobachtbar. Ein Versinken in Meditation fällt den meisten Menschen bei diesen Spielen und Übungen leichter als beim Sitzen auf dem Land.

Als Paar hat man die Möglichkeit, sich hierbei abwechselnd zu führen. Einer spielt die Yang-Rolle, das heißt, du stehst und hältst deinen Partner, der sich, in der Yin-Rolle, dir vertrauensvoll überläßt. Dann tauscht ihr die Rollen. Ein Spiel in der Yin-Rolle sollte für den Anfänger ein bis anderthalb Stunden nicht überschreiten, und keine zwei Yin-Rollen-Spiele sollten aufeinander folgen. Auch die Aufweichung von Körper und Geist braucht Erfahrung und sollte gemächlich in die Tiefe führen, ohne Eile und Übertreibung.

Vor zwei Jahren entdeckte ich mit einer engen Freundin zusammen, die das Wasser ebenso liebte wie ich, ein Spiel, das uns besonders gut gefiel: Nachdem uns bei der strengen Yin-Yang-Verteilung von Disziplinen wie Watsu, Wassertanzen, Aquabalancing, oder wie sie alle heißen, langweilig geworden war, begannen wir gemeinsam zu tauchen und dabei die Rollen des Führenden und des Geführten relativ schnell und ganz nach Laune zu wechseln – wie zwei im Wasser spielende Delphine. Entspannung, Hingabe und schnelle, spielerische Aktivität vermischten sich dabei.

Wir hatten das Glück, diese Spiele an einem Platz machen zu können, an dem wir im Wasser nicht einmal Badekleidung zu tragen brauchten und wo niemand unserer Intimität Schranken vorsetzte. Dabei konnten wir uns lecken, wo und wie wir wollten – was unter Wasser gar nicht so leicht ist –, konnten *alle* Körperteile miteinander spielen lassen und dabei so weit gehen, wie wir wollten, konnten vom Kindlichen ins Sexuelle gleiten und wieder zurück ins Kindliche. In öffentlichen Bädern kann man das in der Regel nicht. Und wer auf Ejakulation aus ist: An den meisten Plätzen halte ich das für hygienisch ungefähr so bedenklich wie Menstruation.

Ich will dir ganz gehören!

Nach dem Spiel im sanften Wasser, in dem die Einheit so viel leichter zu erreichen ist, weil wir uns schon von der Umgebung (zu achtzig Prozent!) kaum unterscheiden (um wieviel weniger dann voneinander ...), jetzt wieder ein Spiel an Land, im Reich der krassen Unterschiede: *Herrin und Sklave* oder *Sklavin und Herr*, das Spiel von der Leibeigenschaft.

Dein Leib gehört mir, oder mein Leib gehört dir – wie gräßlich und auch: wie verlockend!

«Ich will dir ganz gehören», sagen wir poetisch, in Liedern oder Liebesbriefen, und fürchten uns andererseits doch, von unserem Liebsten tatsächlich in Besitz genommen zu werden! Mein Vorschlag ist, es mal für die Länge eines Spiels auszuprobieren. Für eine Stunde oder den Nachmittag eines Ferientages: Sei ganz Sklave deiner (deines) Liebsten! Beziehungsweise: Übernehme (für die vereinbarte Zeit) die Herrschaft über deinen Liebsten, und gebiete über sie oder ihn nach Lust und Laune.

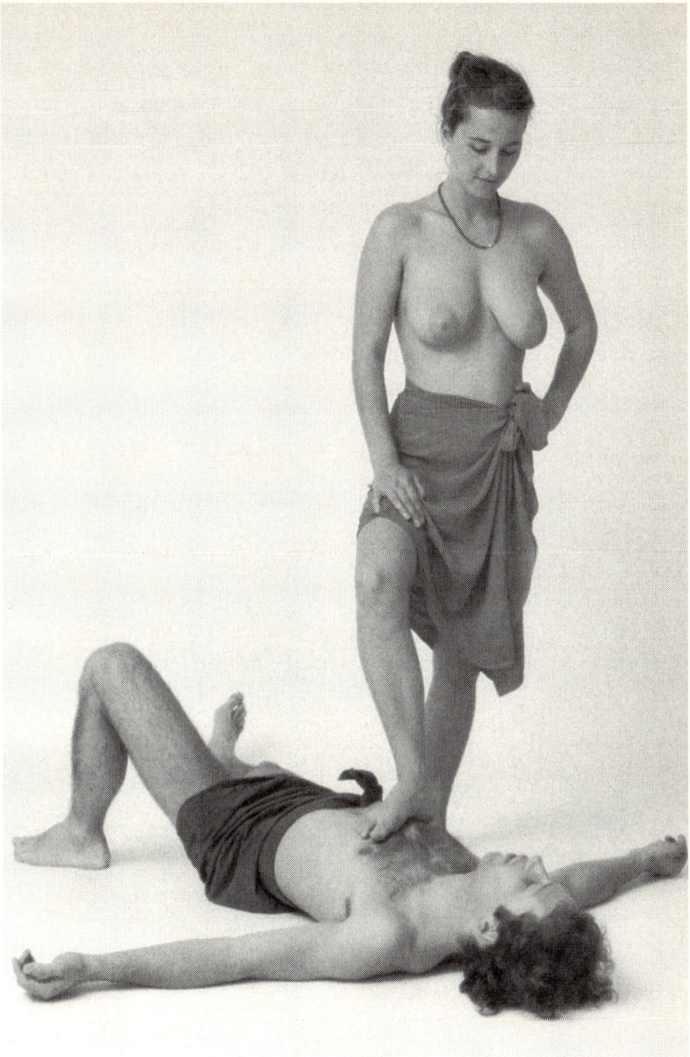

Du gehörst mir, und ich kann mit dir machen, was ich will!

Als ich vor Jahren einmal während eines Therapeutentrainings mit meiner damaligen Lebensgefährtin in einer völlig vertrackten Lage war – keiner konnte es dem andern recht machen, es war wie verhext –, bekam ich von meinem Lehrer dieses Spiel als Therapie verschrieben. Heute würde ich sagen: Wenn die ehrliche Vereinbarung, so ein Spiel zu spielen, zwischen zwei Partnern möglich ist, dann ist eigentlich schon alles in Butter. In einer wirklichen Beziehungskrise ist eben auch eine solche Vereinbarung meist sehr schwierig, und man braucht eine dritte Person (so wie wir sie damals hatten), der beide vertrauen, und die befiehlt, jetzt sofort, noch heute, auf der Stelle dieses Spiel (oder ein anderes, passendes) zu spielen – und alles ist gerettet. Denn die meisten Beziehungsprobleme bestehen aus Autoritätsproblemen, oder sie enthalten sie, und die kann man mit diesem Spiel lösen. Dementsprechend dauerte es damals auch keine Stunde, und wir waren wieder ein Herz und eine Seele. Jetzt wollten und brauchten und liebten wir uns wieder, nachdem vorher alle Erotik verflogen schien, tote Hose, trockener Slip, verdorrte Landschaft für alle Zeiten ...

Eine einzige Regel braucht dieses Spiel: keine physische Verletzung!

Ich gehe davon aus, daß ihr euch kennt und wißt, wieviel körperliche Gewalt der andere noch mit Genuß erduldet. Auch wer seinen Partner zutiefst seelisch verletzen will, wird sich sicherlich etwas anderes ausdenken als dieses Spiel. Ein gewisses Maß an Demütigung und spielerischer Erniedrigung ist allerdings die Würze in diesem Spiel der Leibeigenschaft und sollte nicht von Hasenherzen schon vorab disqualifiziert werden.

Eine Beziehung (und erst recht eine Ehe), die ihren Namen verdient, enthält *immer* ein Element des Auslotens der eigenen Grenzen und der Fähigkeit zu bedingungsloser Hingabe. Vertraue, daß der andere, mit dem du dich entschieden hast, dieses Spiel (und

vielleicht noch so viele andere, wie etwa: Eltern zu sein für gemeinsame Kinder) zu spielen, dir während der Zeit seiner Herrschaft nicht schaden wird.
Du als Sklave sagst ja zu allem, was von deinem Herrn oder deiner Herrin kommt. Vermutlich braucht dein Partner dieses Ja von dir, wenigstens ab und zu, in aller Deutlichkeit – und dazu kann dieses Spiel dienen.
Zum Schluß noch ein paar Ideen für die Zögernden: Verlange von deinem Sklaven, was *dir* guttut: eine Rückenmassage, einen Drink, eine Huldigung... Nutze die Zeit! Dies ist deine Chance und eine echte Herausforderung an deine Phantasie! Lasse dich sexuell bedienen, und bediene dich, probiere Positionen und Perversitäten aus, Wünsche, die du dich sonst schämen würdest einzugestehen. Es könnte die Entdeckung einer neuen Gemeinsamkeit werden.

Mann wird Frau, Frau wird Mann – das Verkleidungsritual

Das folgende Spiel hat eine gewisse Ähnlichkeit mit der Visualisierungsübung im vorigen Kapitel (s. S. 103/104). Für dieses Spiel ist es wieder sehr wichtig, einen festen Treffpunkt auszumachen, zeitlich wie räumlich.
Der Mann schlüpft in die Rolle der Frau und gestaltet mit Kerzen, Räucherwerk, Blumen, Duftlampen usw. hingebungsvoll einen weiblichen Raum, in dem «sie» den Mann empfangen wird.
Die Frau als Mann kommt rollengemäß mit Geschenken und der Zielsicherheit des Verführers. Die Kleider des anderen Geschlechts anzuziehen und die Bewegungen des anderen zu imitie-

ren ist ein wichtiger Teil dieses Rituals. Das kann – und wird meistens – bis ins Sexuelle im engeren Sinn gehen.
Ich kenne aus diesem Spiel den tiefen Wunsch, daß die Frau (in der Rolle des Manns) in mich dringen möge, tief, tief eindringen, mich durchdringen mit ihren wilden Stößen, denen ich mich freudig hingebe. Und habe ebenso ihre Lust erlebt, mich zu packen und «fertigzumachen».
Gewöhnlich sind wir in unserer sexuellen Rolle so festgefahren, daß uns dieser Wechsel ins andere Geschlecht schwerfällt.
Aber es lohnt sich, den Partner auf diese Weise mit ganzem Körper und ganzer Stimme *ganz* kennenzulernen und zu verstehen – und es ist ein kaum zu überbietender Genuß. Er hebt die Trennung auf, dieses Gefühl, daß *du als Mann (bzw. als Frau) anders bist als ich.* Den andern wirklich zu spielen, nicht nur in der Phantasie, sondern physisch konkret, in der Rolle des anderen Geschlechts, beendet den Geschlechterkampf mit einem einzigen Schlag und Akt und Gelächter. Erst der andere zu *sein* läßt uns seelisch rund werden.
Für Anfänger, die dieses Spiel zum ersten Mal spielen, kann es nützlich sein, daß einer der beiden Partner als Regisseur in Führung geht und dem anderen seine Wunschrolle zuschreibt. Dann umgekehrt. Etwa: *«Sei bitte wild und unberechenbar zustoßend!»* Oder (Frau in Männerrolle zum Mann in Frauenrolle): *«Ich möchte, daß du dich erst völlig wehrlos hingibst und dann leise stöhnst und wimmerst, wenn ich dich besteige.»*
Die Rollen dürfen übertrieben sein und auch ins Perverse abgleiten, solange der andere dabei nicht gegen seinen Wunsch verletzt wird. Bei eventuell auftretender Ernsthaftigkeit ist Übertreibung fast immer ein Mittel, ins Spielerische zurückzukehren.
Nichts ist schöner, als mitten im Akt nicht mehr weiterzukönnen vor Lachen.

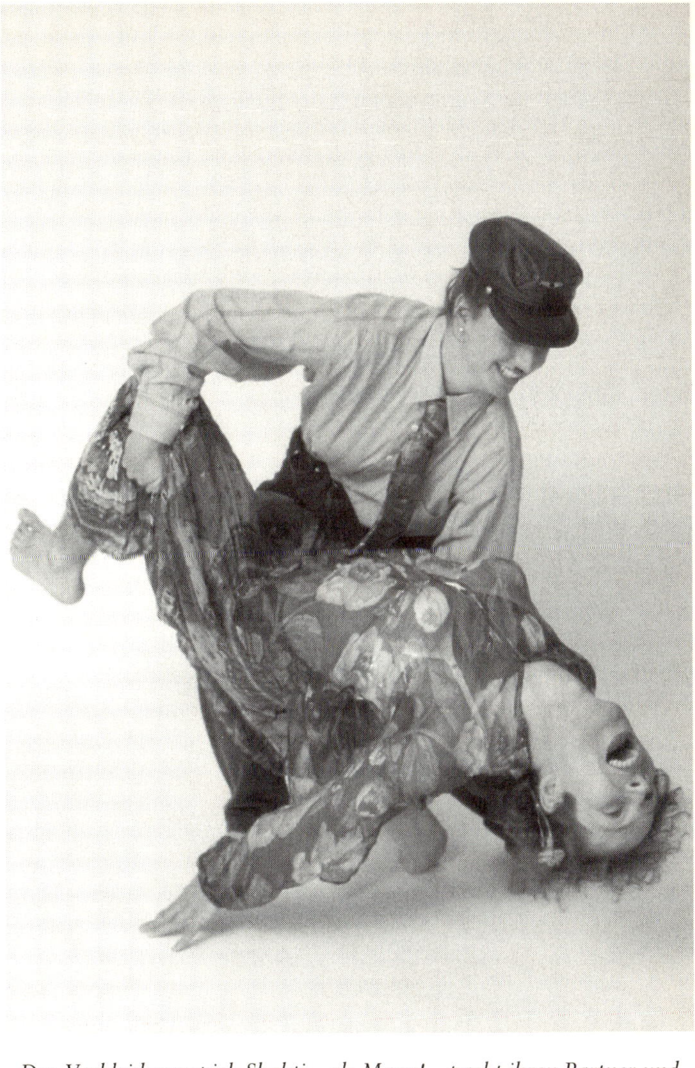

Das Verkleidungsspiel: Shakti – als Mann! – packt ihren Partner und fordert absolute Hingabe

Von nun an fest verbunden – die Beziehungsprüfung

Dieses Spiel ist besonders für Paare gedacht, die fest miteinander verbunden sich, sei es durch Ehe, Kinder, gemeinsame Arbeit, Wohnung oder Besitz. Wenn ihr eine solche Bindung beabsichtigt, ist dieses Spiel natürlich ebensosehr zu empfehlen. Als Spieldauer empfehle ich einen ganzen Tag, bei tiefen Bindungsabsichten oder großem Freiheitsbedürfnis auch länger.

Nehmt euch ein festes Band, das nicht die Haut verletzt und nicht zerreißt, und bindet euch am Handgelenk aneinander. Das Band kann ein Schal oder Halstuch sein oder, für Liebhaber solcher Symbole, auch ein Stück Seil oder Kette. Sprecht genau ab, bis wann ihr aneinander gebunden sein wollt, und haltet euch dann auch daran.

Ab jetzt tut ihr alles gemeinsam: Essen, aufs Klo gehen, eine Zigarette rauchen, Ausruhen und all die kleinen Erledigungen. Zuerst ist das alles sehr aufregend. Man ist sich ständig so nahe, ist nie allein, der Partner ist einem sicher. Schon im Lauf von Stunden aber, wenn man etwa zusammen aufs Klo gehen muß, wenn der eine liegen will, während der andere sich einen Kaffee kochen will oder die Musikanlage bedienen, kommt man an seine Toleranzgrenzen.

Man kann das Spiel nackt spielen oder bekleidet oder sich für das An- und Ausziehen das An- und Abstreifen der Fessel erlauben (vorher vereinbaren, ob das erlaubt ist).

Wer dabei den ganzen Tag nackt bleiben will, etwa in einer gut geheizten Wohnung, oder nackt beginnt, gibt dem Spiel damit schon eine bestimmte Richtung. An Nacktheit gewöhnt man sich jedoch ebenso schnell wie an Klamotten. Bald stellt sich heraus, daß das Aneinandergebunden-Sein, die erzwungene physische Nähe, bei

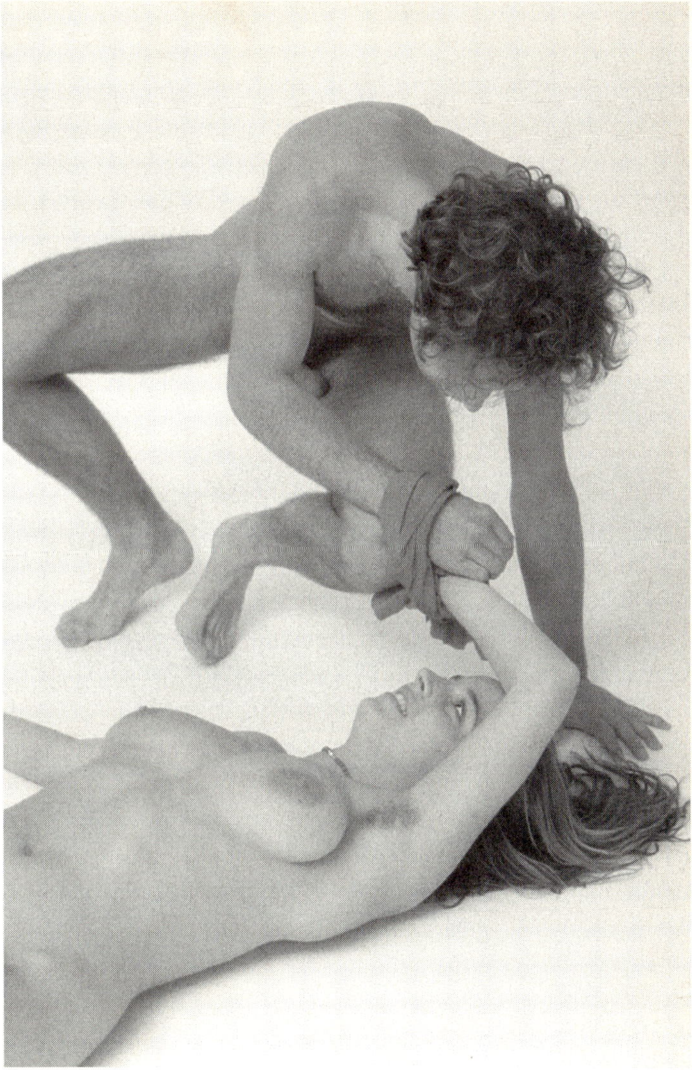

Das Band der Liebe kann auch eine Fessel sein

diesem Spiel das Entscheidende ist. Und man merkt, ob man das will – mit diesem Partner, oder überhaupt.
Allen Heiratswilligen und ebenso Paaren, die planen, auf eine lange Reise zu gehen, gemeinsamen Besitz anzuschaffen oder Kinder zu kriegen, würde ich raten, vor ihrer endgültigen Entscheidung dieses Spiel ein paar Tage lang zu spielen. Eure Nachbarn werden darüber vielleicht staunen, aber auch auf neue Ideen kommen. Letztlich seid ihr es, die sich prüfen müssen, nicht die Nachbarn.

So bin ich nicht! – das Schattenspiel

Die meisten Tantraspiele oder -übungen helfen dir, zu verkörpern, wer du sein willst: Du übst eine positive Vision ein. Das folgende Spiel tut das Gegenteil: Du spielst, wer du nicht sein willst! Und damit das zu einer ebenso positiven Erweiterung deines Seins führt, ist hier das Spielerische besonders wichtig. Wenn es gelingt, wird diese Erweiterung alle anderen Erweiterungen übertreffen, denn hier gehst du in deinen Schatten hinein, in das, was du sonst verdrängst.
Spiele das Fürchterlichste, was du dir vorstellen kannst! Als Mann etwa einen großkotzigen, selbstherrlichen Pascha. Oder einen debilen Sexomanen, der allem nachgeifert, was Titten und Möse hat. Oder einen hinterfotzigen, schleimigen Erschleicher von Gefälligkeiten. Als Frau vielleicht eine alte Jungfer, prüde und moralinsauer. Oder eine dieser geschmacklos aufgetakelten Partynudeln mit ihrem widerlichen, falschen Gelächter. Oder … was auch immer dein Schatten sein mag: das Abstoßendste, Widerlichste, das, was du wirklich nicht sein willst, niemals, nicht in diesem Leben …

Diese Übung kostet Mut, denn wir wollen hier Seiten von uns begegnen, mit denen wir nicht einmal am hellichten Tage spazierengehen würden.

Das Reizvolle daran ist, daß wir hier jemandem begegnen werden, den wir bisher unterdrückt haben, verachtet und versteckt, einen Teil von uns, der uns normalerweise kaum bewußt wird. Und nicht nur zu begegnen, sondern dieser Schatten zu *werden*, als Schauspieler, der so tief in seine Rolle schlüpft, daß er nachher nicht mehr weiß, wer er vorher war.

Die Chance darin ist, ganz zu werden. Denn das, was wir am wenigsten sein wollen, ist das direkte Gegenteil von dem, was wir (in unserem Bewußtsein) sind – und die Summe aus beidem ist die Ganzheit. Der ganze Mensch, ohne Abstriche.

Daß wir dieser Teil de facto eh schon sind, ist eine andere Sache (von der unsere Partner wahrscheinlich ein Lied zu singen wissen ...). Indem wir dieses fürchterliche Gegenteil spielen, wird es echt, und der Schatten wird erlöst.

Es muß aber nicht gleich «das Gegenteil» sein. In unserer Vielfalt haben wir viele «Ichs» und dementsprechend viele Antipoden, an die wir uns auch Stück für Stück herantasten können. Wir brauchen dafür das Verständnis unseres Spielpartners, daß hier Hemmungen zu überwinden sind, und geben unserem Partner genau das, was wir selbst so sehr brauchen: das Verständnis für die Hemmungen.

Oft stellt sich dabei heraus, daß der Mann in seiner Frau die herrschsüchtige Domina, das Biest oder das Mauerblümchen liebt – zu ihrer großen Verblüffung. Und umgekehrt war schon so manche Shakti von dem Macho, Softie oder Lustmolch in ihrem Shiva begeistert.

Durch die Unterdrückung unseres Schattens enthalten wir unserem Partner eben auch einiges vor. Und wer wollte nicht in seinem

Partner die ganze Palette des Menschlichen kennenlernen und auskosten? Wenn wir es nicht in unserem Partner finden und dennoch nicht darauf verzichten wollen, werden wir uns anderen zuwenden. Insofern ist gerade dieses «fürchterliche» Spiel eines, das Paare zusammenhalten kann, vorausgesetzt die Spieler wagen sich tief hinein in das Dunkel ihres Schattens.

Tips für Autodidakten

Z*um* Abschluß noch ein paar Tips zum Weiterspielen für diejenigen, die die oben beschriebenen Anleitungen schon durchprobiert oder sich das für sie Passende rausgepickt haben:

- Denkt euch selbst Rollen aus! Für euch und für euren Partner. Eure eigenen, bisher ungelebten Seiten könnt ihr so am besten erkunden. Definiert dabei die Rollen so klar wie möglich, und zielt dabei eher auf Übertreibung als auf Halbherzigkeit. Jeder von beiden sollte mal Regisseur sein und nicht nur sich, sondern auch dem anderen Rollen zuschreiben.
- Wählt einen Mittelweg zwischen der Freiheit, auch *während* des Rollenspiels vom Skript abzuweichen, etwa, um noch eins draufzusetzen oder eine Seite, die man erst jetzt, während des Spiels spürt, auszuleben, und andererseits dem Verzicht auf Erfüllung der einmal vereinbarten Rolle aus Feigheit oder um sie nur halbherzig auszuführen. In der Fülle liegt auch hier der Spaß! Gerade wer scheu ist, in eine bestimmte Sache hineinzugehen, für den ist oft gerade dort ein riesiges Reservoir an Lust verborgen.
- Entwirf ein sinnliches Ritual für deinen Partner! Einer ist dabei der Empfangende, der andere der Gebende. Zum Entwurf ge-

hören Gerüche, Geräusche, Geschmacksrichtungen. Auch gegenseitige Waschungen und Salbungen können dabeisein.

- Versetze dich in die Vergangenheit, und inszeniere Szenen daraus, etwa: Sie ist die Gutsherrin, reif und erfahren; er der junge Stallknecht, der noch nie gevögelt hat.
  Oder: Er ist der Gutsherr und sie das neue Zimmermädchen.
- Versetzt euch in die Zukunft, auf eine Raumstation, ins Rendezvous mit euren Cybersex-Wunschpartnern oder in eine familienlose, elektronisch vernetzte Gesellschaft globaler Multimedia-Erotik...
- Weitere Settings: Harem, Puff, Puff für Frauen (oder: der Callboy kommt), Skihütte, Sauna, Taxi, Segelschiff, Gynäkologenstuhl, Freudsche Couch, stehengebliebener Fahrstuhl, U-Boot, Raumstation, Biosphäre II, Woodstock...
- Weitere Rollen: Postbote, Stromableser, Gärtner, Vermieterin, Personalchefin, Arzt, Therapeutin, Sexualforscher...

Die hier vorgestellten Partnerspiele sind nur ein winziger Teil dessen, was sich zwischen zwei Menschen, die ihr Verhaltensrepertoire, ihre Liebe und ihr Bewußtsein erweitern wollen, spielerisch erkunden läßt.

Viele weitere Ideen entstehen hierzu in eurer Phantasie. Es wäre nicht schwer, die hier aufgeführte Liste zu vervielfachen, und schon jetzt, beim Schreiben, packt mich die Lust, dies oder das noch gründlicher auszuführen oder diese oder jene Variante noch hinzuzufügen. Ich hoffe, die beschriebenen oder angedeuteten Spiele sind euch erst mal Appetitanreger genug, das eine oder andere auszuprobieren und selbst weiterzuforschen. Wer mir seine Erfahrungen damit berichten will, schreibe mir bitte an meine Adresse c/o Redaktion der Zeitschrift *connection* (Adresse im Anhang). Ich freue mich sehr über Resonanz!

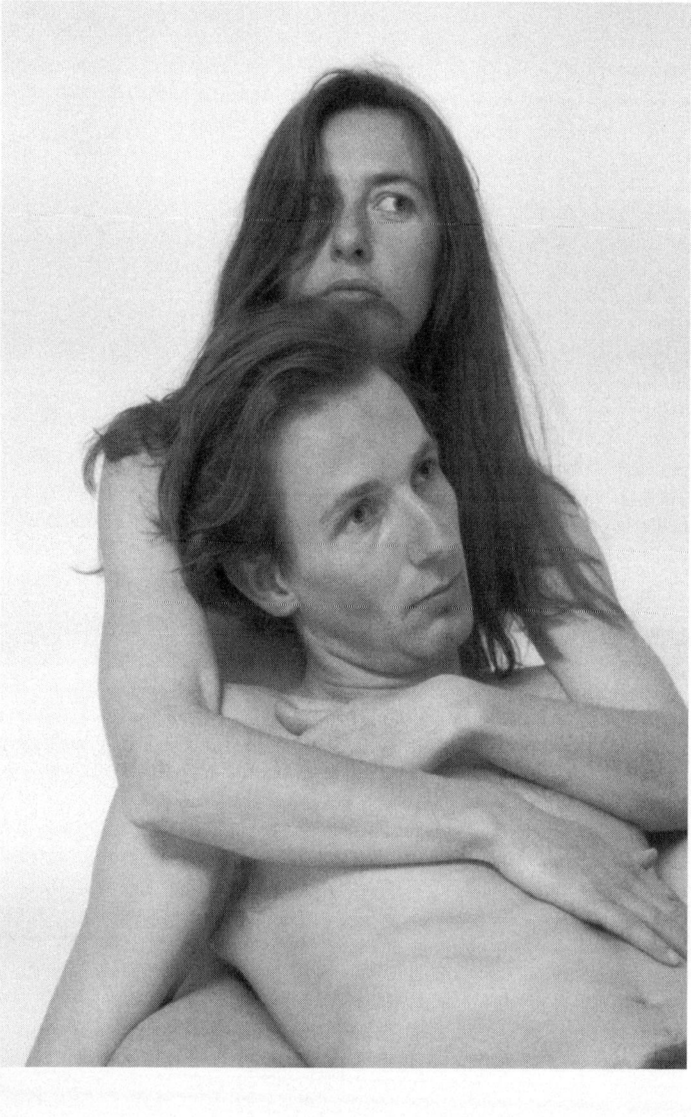

KAPITEL 6

SPIELE IN GRUPPEN

Wenn man sich wirklich entwickeln will,
ist es ungeheuer hilfreich, von anderen gesagt
und gezeigt zu bekommen, wo man an sich
zu arbeiten hat.

(Tom Geist)

Zu zweit, mit deinem Partner, hoffst du vielleicht der Einsamkeit entronnen zu sein und das Ganze gefunden zu haben. Da die meisten Menschen sich aber nur halbherzig mit ihrem Schatten konfrontieren, ist das normalerweise eine Fehldeutung. Das Ergebnis einer solchen Verbindung ist oft nicht viel anders als die Situation des isolierten Single, nur daß das vereinsamte, vom Ganzen getrennte Wesen nun aus einer weiblichen und einer männlichen Hälfte besteht: eine zweisame Einsamkeit.
Wie in der Kunst eine statisches, symmetrisches Arrangement von der Diagonale aufgebrochen wird, so erhält auch eine Zweierbeziehung durch ein drittes Element Dynamik. Das *Schräge*, Diagonale, bricht die Balance des einander Gegenüberstehenden auf. Mit der Zahl drei öffnet sich das Universum; ab drei habt ihr Zugang zum Ganzen. Allein bist du ein Punkt. Mit zwei Punkten kannst du eine Linie definieren, mit dreien eine Ebene, mit vieren einen Raum!
Das mag für viele Ohren merkwürdig klingen, aber es entspricht der Erfahrung, daß Zweierbeziehungen vergleichsweise eher linear und statisch sind, daß unter dreien eine neue und erneuernde Dynamik entsteht (entsprechend der Diagonalen in der Kunst) und mit vieren gewissermaßen eine Gesellschaft entstanden ist.

Die Sangha

Die Weisheit von der Kraft der Gesellung haben sich schon die spirituellen Sucher im alten Indien zunutze gemacht. Buddha riet seinen Schülern, sich in Gruppen zusammenzutun, um *gemeinsam* zu meditieren und zu praktizieren. So entstand die erste *Sangha*, eine Gemeinschaft von Menschen auf der Suche nach sich selbst, nach Gott, nach Liebe, nach Erleuchtung – wie immer man das Gesuchte nennen mag.

Aus diesen ersten buddhistischen Gemeinschaften sind alle Klöster der Welt hervorgegangen, christliche wie buddhistische, von Spanien und Irland über den ganzen eurasischen Kontinent bis Japan und Korea. Der Grund dahinter ist letztlich überall derselbe: In der Gemeinschaft fordern wir uns gegenseitig heraus, wir regen uns an und helfen einander. In Zeiten der Verzweiflung, in den «dunklen Nächten der Seele», können wir uns trösten und stützen, in Zeiten des Erfolgs und der Euphorie können wir einander Bescheidenheit lehren.

Man muß nicht gleich ins Kloster gehen. Wenn in trauter Zweisamkeit oder bodenloser Einsamkeit die Decke dir auf den Kopf zu fallen droht, und die vier Wände zum Gefängnis werden, kann schon eine *Gruppe* – eine Gemeinschaft auf Zeit – Abhilfe schaffen. Ab und zu ein kurzes Wochenendseminar, ein längerer *Retreat* (ein mehrwöchiger Rückzug zur Meditation, wie er im Buddhismus eine große Rolle spielt) oder auch ein sich regelmäßig treffender kleiner, privater Tantra-Kreis können Wunder wirken. Nicht, daß die anderen einen letztlich vom Alleinsein befreien könnten; das können sie nicht. Oder daß sie irgend etwas besser wüßten oder könnten; das ist nicht der Fall. Aber *sie sind da* – und das ändert schon einiges.

Und wenn sie ebenso inspiriert sind von der Vision des Tantra wie du, dann können in der Gemeinsamkeit einer solchen Gruppe Keimzellen einer tantrischen Gesellschaft entstehen, Ansatzpunkte zu einer liebevolleren Welt.

Unsere Gesellschaft hat noch immer Angst vor Gruppen. Der Trend zur Vereinzelung, zur Individualisierung hält an. Ein Grund dafür scheint mir unsere Angst vor der Macht zu sein, der Macht von Menschen über Menschen. Da der Mensch aber nun mal ein soziales Tier ist, kann man dem befürchteten Machtmißbrauch nicht durch Vereinzelung ausweichen.

Die Beherrschung einer Masse von einzelnen funktioniert anders als die Herrschaft in Gruppen, funktionieren tut sie allemal. Und je ängstlicher Menschen sind, um so leichter sind sie beherrschbar. Unter dem Begriff «Tantra-Gruppe» mag der eine oder die andere sich eine Orgie vorstellen. Wenn da alle zusammen sind, in der Intimität einer solchen Gruppe, und «Tantra machen», was soll das anderes sein als eine Orgie? Vielleicht lebt da in unserer Phantasie eine Erinnerung an die Fruchtbarkeitsfeste wieder auf, die unsere Vorfahren einst im Frühjahr feierten, um ihre Götter günstig zu stimmen, uns Fruchtbarkeit zu gewähren, auf den Feldern ebenso wie in den Bäuchen der Frauen. Tantra-Gruppen sind aber in 99 Prozent aller Fälle keine Orgien (auch wenn einige das bedauern). Es sind Gruppen, in denen das Zusammensein mehrerer Menschen im Geist des Tantra genutzt wird, um die Entwicklung jedes einzelnen zu fördern.

Brauchen solche Spiele einen Leiter? Es geht mit und auch ohne. Wenn massive Autoritätsängste vorhanden sind, ist es entspannter ohne. In der Regel führt ein guter Spielleiter die Gruppe jedoch viel tiefer in Neuland, als sie ohne Führung gegangen wäre. Wenn ein hohes Niveau an Selbsterfahrung vorhanden ist, können gute Teams von mutigen Spielern auch ohne Leiter sehr viel Spaß haben.

Der kosmische Ton

Auf leichte und herzliche Weise verschmilzt das gemeinsame Summen einer Gruppe miteinander. Wir setzen uns in einen Kreis, schließen die Augen und lassen beim Ausatmen einen Ton entstehen. Da in einer Gruppe praktisch immer jemand am Ausatmen ist, ergibt sich ein kontinuierlicher Ton: der Ton der Gruppe.

Dieser ist nur in den seltensten Fällen harmonisch im üblichen Sinn, hat aber doch eine außergewöhnliche Kraft. Wer sich selbst in solch einer summenden Gruppe befindet, fühlt sich darin aufgehoben, als Teil eines einzigen Organs. Wer zufällig von draußen hereinkommt, spürt die Kraft, die von diesem Ton ausgeht. Manchmal klingt das Ganze wie ein heiliger Chor in einer Katakombe, Kathedrale oder einem tibetischen Kloster, die urige Kraft des kosmischen Lauts, intoniert von dieser merkwürdigen Ansammlung von Menschenkehlen.

Varianten sind

- das Summen oder Brummen mit geöffnetem Mund,
- das Intonieren bestimmter Vokale, die verschiedene Körperzonen ansprechen, und
- das Summen von «Aum» oder «Om», dem Laut, der in der indischen Tradition als der Urlaut gilt, aus dem alle anderen Töne entstanden sind und auch alle Sprachen, ja, der ganze Kosmos.

Eine viertel bis halbe Stunde Summen ist eine gute Einstimmung in was auch immer die Gruppe dann noch vorhat. Bleibt anschließend eine Weile mit geschlossenen Augen still sitzen. Die Stille nach so einem Ton ist tiefer als vorher. Die Differenzen zwischen den Teilnehmern sind verschwunden. Erst mit dem Öffnen der Augen, dem Denken und Sprechen treten die Unterschiede wieder in den Vordergrund.

Blick in die Flamme

Dieses Spiel nutzt das Auge als Medium zur Vereinigung der verschiedenen Energien der Gruppe. Alle setzen sich in einen Kreis. In der Mitte steht eine Kerze. Alle Augen richten sich auf die Flamme dieser Kerze. Leichter ist es, sich auf die Flamme zu konzentrieren, und auch stimmungsvoller, wenn diese Übung nachts stattfindet oder in einem abgedunkelten Raum. Je länger der Blick ins Licht der Flamme ohne Lidschlag ausgehalten wird, um so stärker die Trance-Wirkung. 15 bis 20 Minuten sind eine gute Länge für diese Übung. Danach sollten alle die Augen schließen und noch eine Weile miteinander still sitzen.

Die Konzentration auf die Flamme bewirkt eine leichte Trance

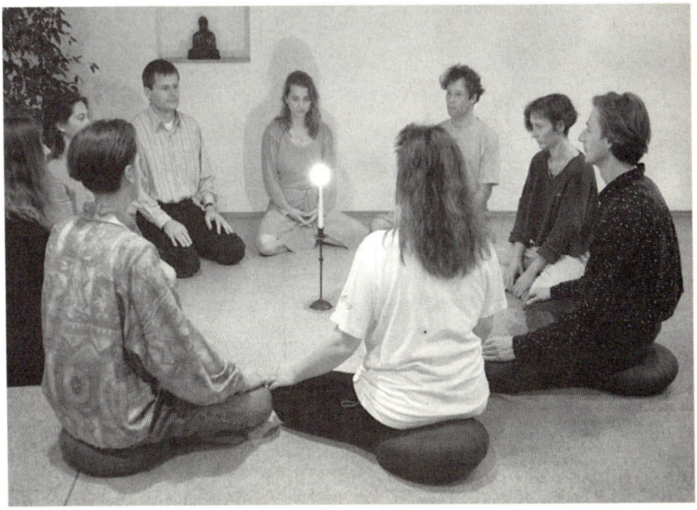

Verbindende Dunkelheit

Dieses Spiel geht einen Schritt ins Unbekannte. Es führt ins Dunkel. Das kann uns einerseits angst machen, weil wir den Raum nicht mehr überblicken und mit den Augen kontrollieren können, andererseits bietet es auch Geborgenheit: Wir können nicht gesehen werden. Wir sehen nicht und werden nicht gesehen. Wir berühren uns nicht, und auch Geräusche erreichen uns kaum. Es ist ein Sinnesentzug, der durch das Unterbinden von Ablenkungsmöglichkeiten von unserer Innenwelt entsteht.

In Tibet sind Rückzüge von einzelnen seit langem Tradition. Ich habe von mehrjährigen (!) solchen «Retreats» gehört. Sicherlich ist der Mensch, der aus einer solchen Dunkelperiode wieder ins Licht tritt, ein völlig anderer, ein Neugeborener, wie von Blindheit Geheilter. Ich habe selbst einmal in einer Gruppe von vierzig Teilnehmern sechs Tage mit Augenbinde verbracht, nicht in Dunkelheit, aber ohne zu sehen. Die Welt danach war völlig neu für mich, die Farben und Formen ein unaussprechlicher Genuß.

Das Spiel, das ich hier vorschlage, ist kürzer. Alle sitzen in völliger Dunkelheit in demselben Raum, schweigend; jeder für sich, ohne jemand anders zu berühren. Eingehüllt in Dunkelheit, fühle die Grenzenlosigkeit des Raums! In der Nacht sind alle Katzen grau: Alles ist eins, nichts unterscheidet sich von etwas anderem. Alle sind eins; individuelle Grenzen lösen sich auf im Meer alles umfassender Dunkelheit. Nach jeder Viertelstunde ertönt ein Gong (oder ein anderes schönes, unverwechselbares Geräusch); mit dem dritten Schlag ist das Spiel zu Ende, und per Dimmer wird Licht zurückgeholt.

Eine andere, sehr schöne Möglichkeit, die Dunkelheit (bzw. die Zeit mit Augenbinde) zu beenden, ist, die Teilnehmer dieser Me-

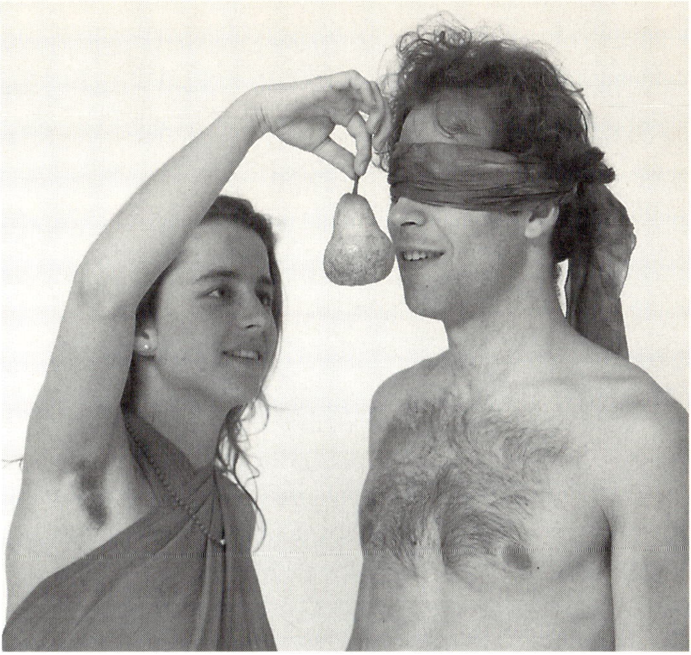

Das Abbinden des Augensinnes erhöht die Sensibilität für andere sinnliche Genüsse

ditation einzeln heraus und ans (nicht hinters!) Licht zu führen, sie zum Beispiel erst vor einer Blume oder einem schönen Bild die Augen öffnen zu lassen. Wenn die Gruppe sich in zwei Hälften gliedert, von denen jeweils die eine in Dunkelheit taucht und die andere währenddessen einen Augenschmaus vorbereitet, möglichst verbunden mit noch anderen sinnlichen Genüssen, hat man schon ein tantrisches Ritual erschaffen.

Das Totemtier

Nach der Überzeugung vieler Indianer hat jeder Mensch ein Totemtier: ein Tier, das sein inneres Wesen darstellt. Dieses gilt es zu suchen, zum Beispiel auf einer *Vision Quest*, einer Visionssuche, die meist eine Reise in die Einsamkeit der Natur ist. Dort begegnet dir eines Tages – oder eines Nachts im Traum – dein Totemtier. Erst von da an bist du ein vollwertiges Mitglied der Erwachsenen deines Stammes. In der Gruppe beginnen wir diese Suche als geführte Reise ins Innere. Wir legen uns auf den Rücken, schließen die Augen und versenken uns auf der Suche nach dem Totemtier in unsere Innenwelt. Gut ist – besonders hierbei! – wenn einer den Reiseleiter spielt. Mit sanfter, eindringlicher Stimme begleitet er (oder sie) die Gruppe auf der Suche nach ihren inneren Schätzen. Vielleicht führt die Stimme durch eine schöne Naturlandschaft an einen Bach oder durch einen Wald zu der Stelle, wo du deinem Totemtier begegnest. Plötzlich taucht es auf, und du weißt: Das ist es! Von nun an wird es dich auf allen deinen weiteren Reisen begleiten. Wenn du kein Tier auf dieser Reise als dein Totemtier erkennen kannst, dann nimm für das kommende Spiel vorläufig das Tier, welches dir als erstes in den Sinn kommt, wenn die Stimme des Leiters dazu auffordert.

Im nun folgenden Teil *bist* du dieses Tier. Ohne deinen Mitspielern zu sagen, was es ist, spielst du dieses Tier. Du fühlst dich hinein in sein Wesen und krabbelst oder hüpfst oder schwimmst als solches durch den Raum. Je nach der Natur dieses Tiers, das dein Wesen darstellt, ergeben sich dabei in der Interaktion mit den anderen Freß-, Kampf-, Territorial- oder Paarungsspiele – oder auch Spiele ohne bestimmten Zweck, wie man sie besonders bei Jungtieren oder sehr intelligenten Tieren vorfindet. Ebenso wie du sind die andern einfach sie selbst. Du hast ihnen nichts vorzuschreiben, und sie dir auch nicht.

Gruppen, die sich noch nicht so sehr gut kennen, spielen dieses Spiel in der Regel bekleidet. Wenn der Leiter «Stop» sagt oder der Gong ertönt, ist es vorbei. Ihr könnt euch dann erzählen, was ihr auf der Traumreise erlebt habt, und sagen, was für ein Tier ihr wart.

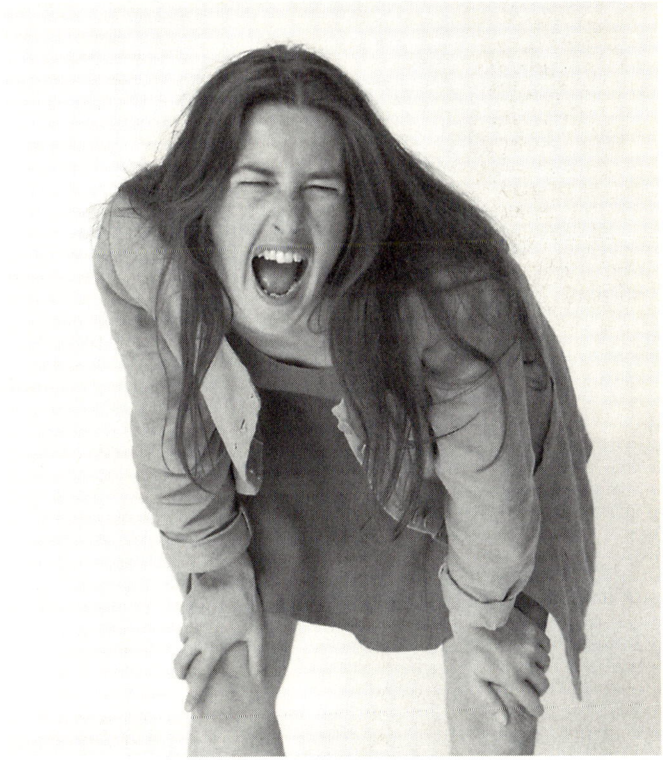

Sei ein Tier! Niemand hat dir was vorzuschreiben

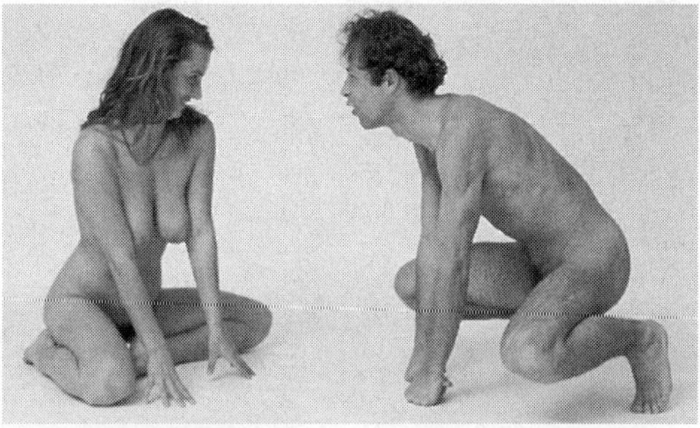

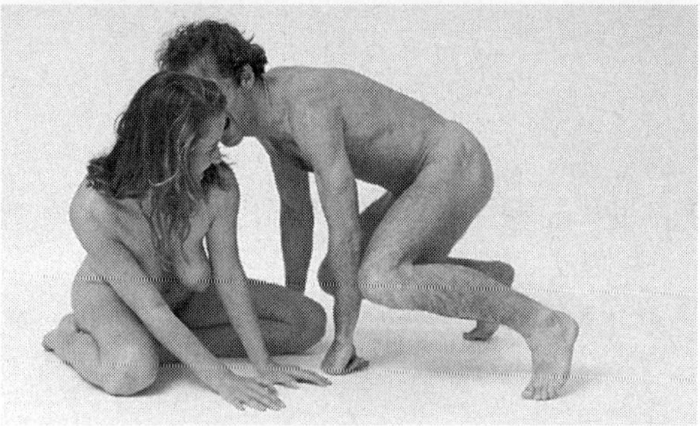

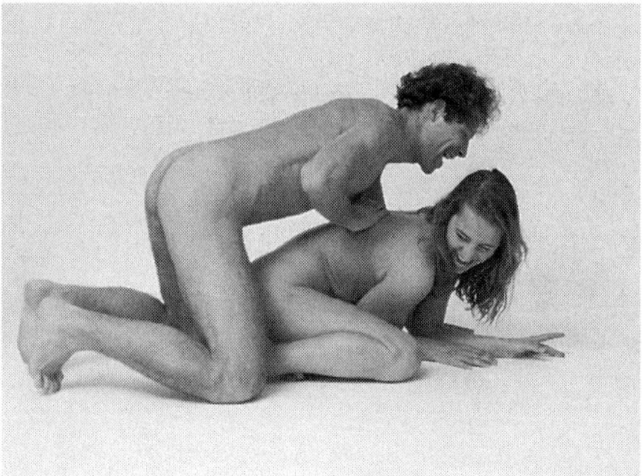

Freß-, Kampf-, …

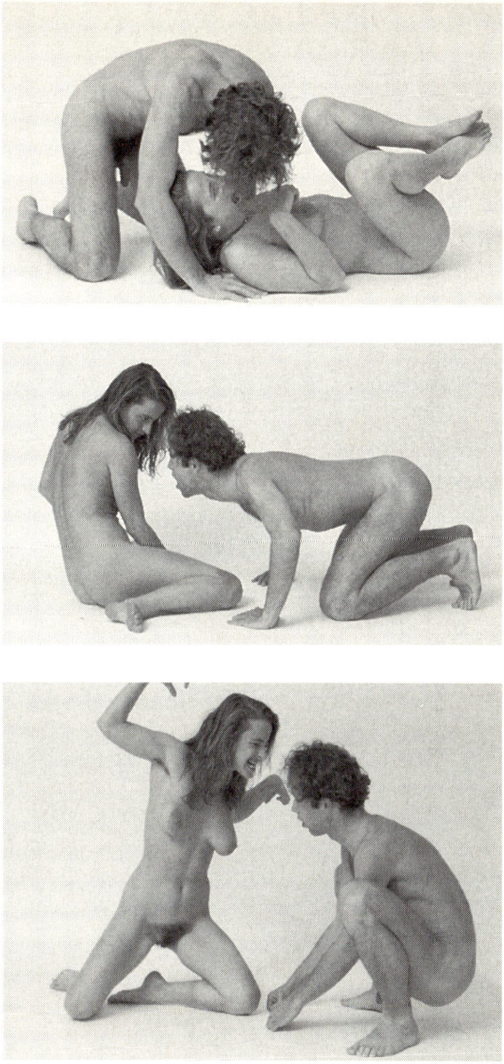

… Territorial- und Paarungsspiele

Die Masken der Liebhaber

Der nordamerikanische Workshopleiter Harley Swift Dear Reagan vertritt ein System von acht «Masken der Liebhaber», das er von den «Kudushka», einer Art Tantriker im Indianer-Stamm der Cherokee, übernommen haben will (die Cherokee bestreiten dies jedoch). Gemäß diesem System gibt es acht Masken, die Mann und Frau als Liebhaber aufsetzen. Sie entsprechen acht Rollen, die wir im Spiel mit dem anderen Geschlecht einnehmen, sei es, weil sie unserem Typ entsprechen, oder je nach Situation. Angelehnt an das indianische Medizinrad, entsprechen sie den acht Himmelsrichtungen.

Es sind dies:

- *Die Maske des kleinen Jungen/kleinen Mädchens (Süden)*
  Auf der Lichtseite dieser Rolle willst du erforschen, einfallsreich und leichtherzig und dabei spontan dem folgen, was die Gefühle sagen. Du willst mit Sinnlichkeit und Sexualität spielen. Auf der Schattenseite kannst du Unschuld vortäuschen, um etwas zu bekommen, und suchst nach dem Märchenprinzen oder der Märchenprinzessin. Du bist dabei nicht bereit, die Realität anzuerkennen.
- *Die Maske der Abenteurerin/des Abenteurers (Südwesten)*
  Auf der Lichtseite hast du Geschmack für das Besondere, hältst Feuer und Energie lebendig und lehnst Routine ab, vor allem in der Sexualität. Auf der Schattenseite bleibst du an der Peripherie des Neureizes, ohne dich wirklich einzulassen, hast Angst vor Tiefe und schwirrst unruhig von Blüte zu Blüte.
- *Die Maske des Lustmannes/der Lustfrau (Westen)*
  Auf der Lichtseite bringst du körperliche Lust in Beziehungen, freust dich an Sinnlichkeit, bist fasziniert vom Körper und zeigst

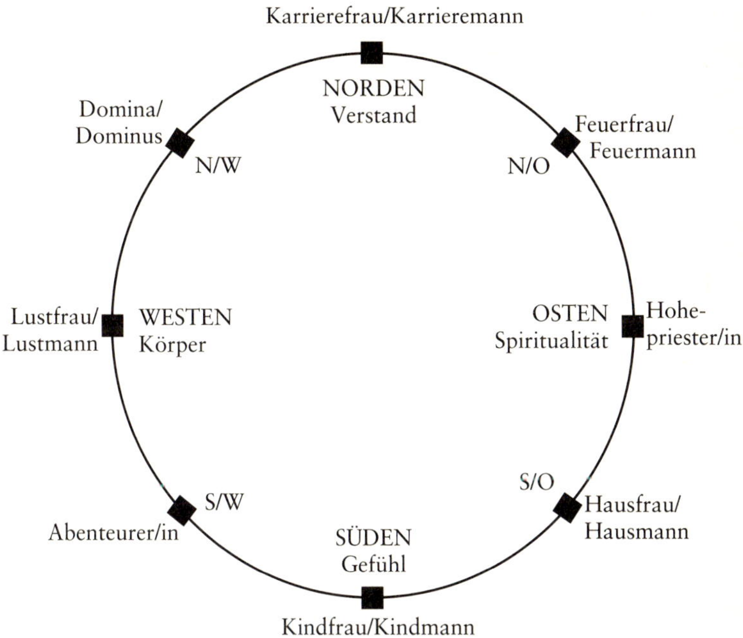

Die acht Masken der Liebhaber

Begehren ohne Schuld und Scham. Auf der Schattenseite beschränkst du dich auf körperliche Liebe, vermeidest Intimität und Herz und neigst zu leeren Versprechungen.

- *Die Maske der Domina/des Dominus (Nordwesten)*
Auf der Lichtseite verbindest du Erfahrung mit Willenskraft, Yangstärke, übernimmst Verantwortung für die Richtung und stellst Tabus in Frage. Du wünschst, das Dunkle mit Bewußtheit zu umarmen, und schaffst einen Raum von Hingabe im Rahmen

von Verabredungen. Auf der Schattenseite fehlt deiner Sexualität das Herz, dein Sadismus ist ein Egotrip, und du verletzt Grenzen, was ohne Bewußtheit als Gewalt auftritt.

- *Die Maske des Karrieremannes/der Karrierefrau (Norden)*
  Auf der Lichtseite bringst du Eros in die Welt von Arbeit und Beruf, indem du hinter den Funktionen auch den Mann/die Frau siehst. Du genießt es, persönlich und beruflich Erfolg zu haben. Auf der Schattenseite kokettierst du mit dem, was anderen gefällt, und setzt Erotik für beruflichen Erfolg ein. Für dich zählt der Schein mehr als das Sein.
- *Die Maske der Feuerfrau/des Feuermannes (Nordosten)*
  Auf der Lichtseite führst du in die Welt von Sinnlichkeit und Sexualität ein, weißt um die Kraft der Transformation und bist auch bereit, dein Wissen weiterzugeben. In der Energiebewegung bist du Meister/in. Auf der Schattenseite läufst du Gefahr, in der Faszination steckenzubleiben, die Symbolkraft von Ritualen zu mißbrauchen und deine persönlichen Interessen zu verschleiern.
- *Die Maske des Hohenpriesters/der Hohenpriesterin (Osten)*
  Auf der Lichtseite bist du bereit, deine tiefere Aufgabe zu erkennen. In deiner Vision ist Sexualität der Spiritualität gewidmet. Körper, Geist und Seele verschmelzen miteinander, Meditation und Liebe sind eins. Auf der Schattenseite klammerst du dein natürliches, sexuelles Empfinden aus, deine Heiligkeit ist aufgesetzt, und dein Begehren ist in der Askese sublimiert.
- *Die Maske der häuslichen Liebhaberin/des häuslichen Liebhabers (Südosten).*
  Auf der Lichtseite bist du hingebungsvoll für andere (zum Beispiel Kinder) da, gibst Geborgenheit, Wärme und Vertrauen und hältst den Funken der Sexualität im Alltag lebendig. Deine Beziehungen sind entspannt. Auf der Schattenseite erstarren deine

Liebe und Sexualität in Routine, du kapitulierst vor dem Alltag, und dein Feuer erlischt in der Gewohnheit (nach Kurig/Tetzlaff in *connection* 7/94. Die Grundlagen dieser Typenlehre stammen aus dem Orgoville-Training von Plesse/St. Clair, die sich wiederum auf Swift Deer Reagan beziehen).

Wähle hieraus die Rolle, von der du glaubst, sie entspreche deinem Typ, und übertreibe sie! Oder nimm eine Rolle, von der du das Gefühl hast, sie entspreche dir gerade *nicht*. Und dringe in dieses Neuland vor. Oder wähle eine, die dem Partner, mit dem du spielen willst, im Kreis der Himmelsrichtungen gerade gegenübersteht, und sei deinem Partner der perfekte Gegenspieler. Dann stellt euch gemäß eurer Himmelsrichtung im Medizinrad mit den anderen in einen Kreis (ideal für acht Teilnehmer), und seht euch an: Dies sind die Archetypen der Liebhaberrollen – acht Grundmuster, nach denen wir unser Rollenverhalten in der Liebe einordnen können.

Nun kann jeder mit seinem Partner für (zum Beispiel) eine dreiviertel Stunde Lustfrau oder Hohepriester, Feuermann oder Domina sein, oder was auch immer gerade deine Rolle ist. *«Das bin ich nicht»* gilt nicht! Jeder ist alles, und du bist *auch das*, die Frage ist nur, wie gut du das spielen kannst – und da gibt es sehr verschiedene Freiheitsgrade. Probieren geht auch hier über studieren. Und die Erfahrung zeigt, daß dieses Spiel Appetit auf mehr weckt. In der einen Rolle magst du ein Naturtalent sein, in der anderen eher eine schlechte Figur abgeben. Du kannst nun versuchen, deine (spielerischen) Stärken zu perfektionieren, indem du spielst, was du eh schon kannst. Oder du kannst versuchen, deine Schwächen zu beheben, indem du spielst, was dir am schwersten fällt. In allen Fällen gewinnst du *Spielraum*, das heißt Freiheit, zu sein, wer du willst, und zu leben, wer du eigentlich bist.

Zeig her deinen Körper

«Hier, in deinem Körper, sind die heiligen Flüsse. Hier sind Sonne und Mond und alle Pilgerstätten. Ich habe keinen Tempel gesehen, der so wonnevoll ist wie mein eigener Körper.» (Saraha)

Im Gegensatz zu vielen Religionen, die den Geist als Retter des Körpers betrachten, gibt Tantra dem Körper die gebührende Achtung. Ebensosehr, wie du durch den Geist alles Körperliche erkennen kannst, kannst du auch durch den Körper alles Geistige erkennen. Die beiden gehören zusammen, sie sind zwei Seiten desselben. Ein vom Geist dominierter Körper wehrt sich, etwa durch Krankheit, ebenso wie ein vom Körper dominierter Geist sich zum Beispiel durch Dumpfheit rächt. Tantra betont den Körper, weil die körperliche Seite in den meisten unserer Kulturen und Religionen zu kurz kommt.

Im folgenden Spiel sitzen alle Teilnehmer im Kreis auf dem Boden. Wenn du soweit bist, dich zeigen zu wollen, stehst du auf und gehst in die Mitte, um den anderen deinen Körper zu zeigen. Du beginnst damit, über deinen Körper zu sprechen wie über einen Freund oder Feind, mit dem du ein Verhältnis hast. Einige Seiten oder Teile davon liebst du, andere haßt du oder kommst nicht gut klar damit. So stellst du uns Stück für Stück deinen ganzen Körper vor: Du sprichst darüber und zeigst ihn zugleich. Währenddessen ziehst du dich aus, soweit es sich für dich gut anfühlt.

Niemand sollte in diesem Spiel genötigt werden, sich weiter zu entblößen, als sie oder er mag. Die Zuschauer sorgen währenddessen durch ihre liebevolle und aufmerksame Präsenz für eine Atmosphäre, die jeden ermutigt, sich zu öffnen. Weder durch Gesten noch durch Worte werden die Person in der Mitte oder ihr Auftritt beurteilt. Zu erleben, wie jemand sich offenbart in seiner Verletzlichkeit und Schwäche, mit all seinen Mängeln und all seiner Schönheit, ist so berührend, daß kaum einer der Anwesenden, wenn er an der Reihe ist, umhin kann, seine Rüstung ebenfalls abzulegen. Wer sich so voreinander enthüllt wird feststellen, daß dabei eine so tiefe Intimität entsteht wie manchmal erst nach langjähriger Freundschaft.

Vielgliedriges Wesen

«In der Ursprungsnatur gibt es kein Dieses oder Jenes. Der große runde Spiegel hat kein Mögen oder Nichtmögen.»

Sötetsu Yüzen Sensei

Als letztes Spiel möchte ich eines vorstellen, das der Phantasie von «Orgie», jedenfalls von außen betrachtet, noch am nächsten kommt. Von innen, das heißt vom Teilnehmer aus betrachtet, ist es eine tantrische Wahrnehmungsübung, die uns auf sehr deutliche Weise auf den Unterschied stoßen läßt zwischen dem, was wir tatsächlich über die Sinne *wahrnehmen*, und dem, was wir uns an Sinnlichem *vorstellen.*

Hierzu braucht ihr einen warmen Raum, der mit einem dicken Teppich oder Matratzen ausgelegt ist, und eine Gruppe von mindestens sechs oder acht Teilnehmern, je mehr, desto besser. Zeitraum: etwa zwei Stunden. Die Teilnehmer sollten bereits einige Gruppenerfahrung hinter sich haben und nicht mehr allzu leicht in die Vorstellung fallen, daß «man» etwas «mit ihnen macht». Es braucht so viele Augenbinden, wie Teilnehmer vorhanden sind, und es braucht einen Spielleiter; das heißt, einer der Anwesenden macht nicht mit, sondern leitet und umsorgt die Gruppe.

Während des Spiels wird keine Kleidung getragen, mit Ausnahme der Augenbinde. Es wird vorher vereinbart, ob «Sex», das heißt sexuelle Penetration oder Ejakulation erlaubt sein sollen oder nicht. Wenn ja, das heißt, wenn alle Teilnehmer damit einverstanden sind, muß klargestellt werden, daß alle einen höchstens drei Monate alten negativen HIV-Test vorweisen können, daß keine Schwangerschaft entstehen kann und (evtl. außerdem noch) daß der Spielleiter für den Fall, daß eine sexuelle Vereinigung ansteht, ein Kondom reichen kann. Kurz: Wenn Sex, dann *Safer Sex*.
Dementsprechende Hygiene-Vorkehrungen sollten übrigens bei allen Spielen getroffen werden, bei denen Partner, die nicht schon ein sexuelles Verhältnis haben (und demnach diese Frage wohl geklärt haben dürften), Körperflüssigkeiten austauschen. Das mag ein bißchen nach «Umständen» klingen, bevor «es zur Sache geht». Eine Geschlechtskrankheit, speziell Aids, ist allerdings eine noch viel unangenehmere Sache, die es mit klarem Kopf zu vermeiden gilt. Tantra bedeutet nicht Übermut oder Freizügigkeit am falschen Platz, sondern Sorgfalt und Liebe in allen seelischen und körperlichen Angelegenheiten. Das heißt im Einzelfall: Vorsicht, Umsicht, Hygiene und, wenn nötig, ein gewisses Maß an Planung. Unter diesen Voraussetzungen verspricht das Spiel sehr lustvoll und erkenntnisreich zu werden.
Zunächst wird einer der Anwesenden als Spielleiter ausgewählt, wenn nicht sowieso schon ein Gruppenleiter da ist. Dann ziehen sich alle aus. Der Raum sollte so warm sein, daß auch ohne Bewegung keiner friert. Dann setzt sich jeder eine Augenbinde auf, die auch wirklich sitzt, das heißt, kein Drunter-Durchlugen erlaubt.
Nun nimmt der Spielleiter die Teilnehmer, einen nach dem anderen, an der Hand, und führt ihn bzw. sie ein paar Schritte chaotisch durch den Raum, mit so viel Drehung, daß der Betreffende

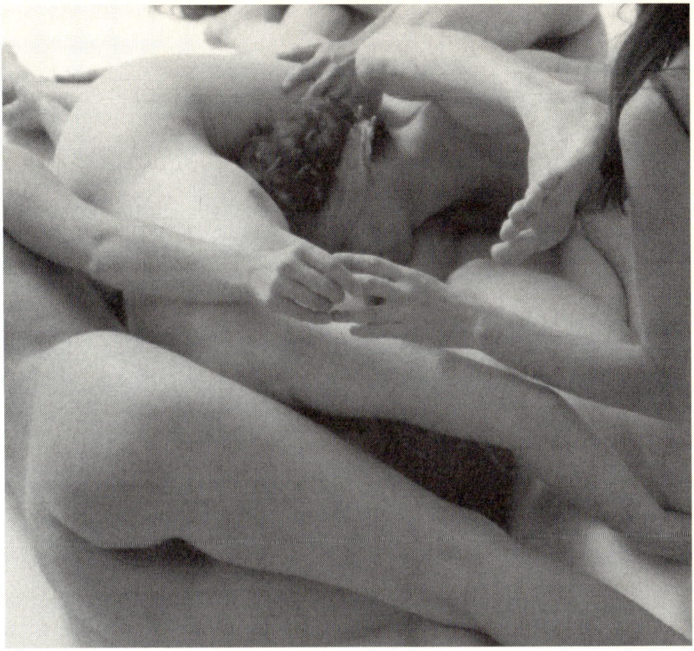

Geborgen in anonymer Nähe

nicht mehr weiß, wo er ist. Von jetzt an dürfen keine Laute geäußert werden, die die Persönlichkeit verraten, also speziell darf niemand sprechen, sich auf unverkennbare Art räuspern oder Ähnliches tun. Es geht darum, eine Anonymität herzustellen, in der der einzelne nur noch seine Sinneswahrnehmung (ohne das Auge) zur Orientierung zur Verfügung hat und diese dann nicht mehr so leicht mit festen Vorstellungen, speziell mit stereotypen Bildern vom Partner, verbinden kann.

Sobald der Spielleiter alle Teilnehmer so durcheinander geführt hat, daß keiner mehr weiß, wo er sitzt und wen er oder sie neben oder vor sich hat, kann es losgehen. Jetzt ist alles erlaubt, was sich gut anfühlt.

Ist eine «No-Sex»-Regel vereinbart, dann ist diese einzuhalten, und natürlich gilt auch «Keine Gewalt».

Die Teilnehmer können sich nun näherkommen und sich gegenseitig ertasten und zulassen, was auch immer sich aus diesem Kontakt ergibt. Die Hände sind in diesem Spiel als Wahrnehmungsorgan gedacht, nicht als Augenersatz zur Identifikation des Gegenüber! Es geht hier darum, den «unpersönlichen» Raum direkter, unverstellter Sinnlichkeit zu erkunden.

Es stellt sich dabei in der Regel ein wohliges Gefühl grenzenloser, «panerotischer» Geborgenheit ein. Ich berühre und werde berührt, und keiner fragt mich dabei, wer ich bin. All dieses gegenseitige Auschecken, ob du zu meinen Erwartungen paßt und ich zu deinen, wie alt du bist und welchen Beruf du ausübst, ob du schon mal Tantragruppen gemacht hast oder nicht und was du dabei erfahren hast, ob du überhaupt «von der Energie her» zu mir paßt und so weiter und so weiter..., sogar: ob du ein Mann bist oder eine Frau, und all der andere Müll in unseren Köpfen, der uns normalerweise so leicht die schönsten sinnlichen Erlebnisse vermiest, all das fällt hier weg. Es bleibt der Körper, vor allem die Haut, als Sinnesorgan, für ein Schwelgen ganz im Hier und Jetzt.

Das Transzendentale, das die Ich-Erfahrung Überschreitende, ist in diesem Spiel so stark, daß es sogar einen Beobachter ergreifen kann, der nicht mitmacht. Als ich vor Jahren (es waren prä-Aids-Zeiten...) einmal dieses Spiel leitete, war meine Freundin mit dabei, und ich schaute zu. Ich sah, wie einer der Teilnehmer (es war seine erste Gruppe!) sich ihr näherte, wie sich die beiden beschnupperten, sich anscheinend mochten und miteinander vögelten. Es war wunderschön, berührend und faszinierend, diese beiden Tierchen da bei ihrem Treiben zu beobachten. Dabei bin ich durchaus nicht jenseits von Eifersucht, und meine Beziehung zu meiner damaligen Freundin war annähernd exklusiv, ein über mehrere Monate währender wilder, euphorischer Liebestaumel. Hier aber war der Raum, in dem die beiden sich bewegten, so weit jenseits persönlichen Grenz- oder gar Besitzdenkens, daß ich ergriffen zusehen konnte, ohne einen Funken Eifersucht oder das Gefühl zu kurz zu kommen. Im Gegenteil, ich fühlte mich geehrt, zusehen zu dürfen.

Ab und zu habe ich in solchen Spielen auch «hungrige Geister» angetroffen. In der buddhistischen Folklore findet man diesen Begriff als Bezeichnung (*Preta*) für körperlose Wesen, deren Karma zu gut für die Hölle, aber zu schlecht für den Himmel ist. So irren sie im Zwischenreich umher, und ihre Qual ist, daß ihr Hunger groß, ihr Schlund aber winzig klein ist. Man kann ihnen die leckersten Sachen vorsetzen, sie können sie doch nicht in sich aufnehmen. Ganz ähnlich irren im «Zwischenreich» einer solchen Gruppe manchmal Menschen umher, die die Aufnahmefähigkeit oder Sensibilität nicht haben, um zu genießen, obwohl offenbar ein großer Hunger sie hergelockt hat. Da ist dann eine individuellere Arbeit an der Öffnung der Wahrnehmungsfähigkeit angebracht; die Gruppenerfahrung kann dazu dienen, dies zu zeigen.

Dies sind, wie auch in den vorigen Kapiteln, wieder nur Anregungen für eigene Erfahrungen und das Erfinden weiterer Spiele. Viele der Spiele aus dem vierten und fünften Kapitel lassen sich ebensogut in einer Gruppe spielen; manchmal sogar noch besser, weil ein Erfahrungsraum geschaffen wird, der das Überschreiten persönlicher Grenzen erleichtert.

Zur Warnung sei aber gesagt: Auch die undifferenzierte Suche nach Grenzüberschreitungen kann in eine Sucht ausarten, die es dann ebenfalls zu überwinden gilt. Zur rechten Zeit am rechten Platz haben auch Grenzen Sinn.

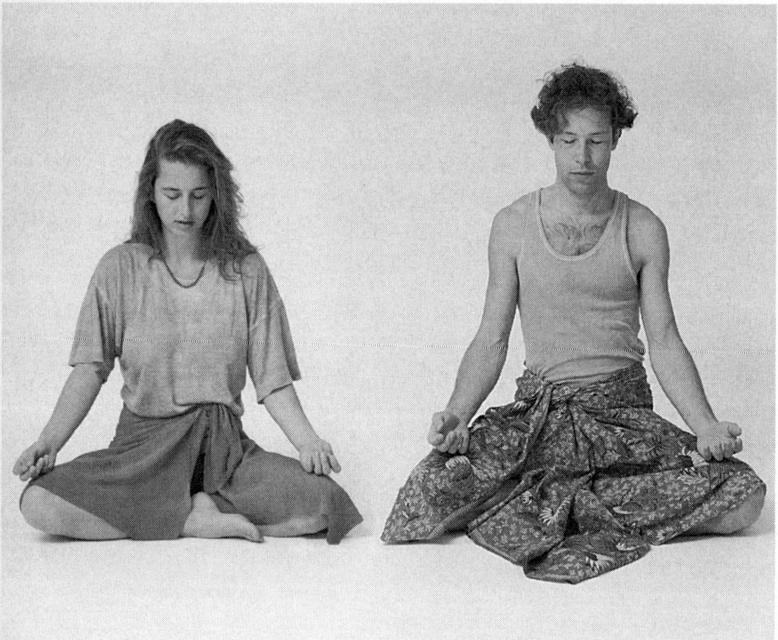

KAPITEL 7

LIEBE UND BEWUSSTSEIN – DIE BEIDEN FLÜGEL

Liebe und Meditation sind wie zwei Flügel.
Auf nur einem Flügel kann ein Vogel nicht fliegen –
jahrtausendelang aber hat der Mensch
genau das versucht.

(Osho)

Auf ihrer Suche nach dem Glück haben Menschen das Heil fast immer entweder im anderen gesucht oder in sich selbst.
Sie haben das Heil in der Liebe gesucht, in der Hingabe und Fürsorge für jemand anders bzw. etwas anderes. Oder aber sie haben die Suche nach Zielen in der Außenwelt abgelehnt und das Heil im Innern gesucht, in Bewußtwerdung oder Meditation.
Tantra erstrebt zwischen diesen beiden Richtungen ein Gleichgewicht. Erst wenn wir auf beiden Flügeln stark genug sind, sagt Tantra, auf dem der Meditation (Innenwelt) und dem der Liebe (Außenwelt), können wir abheben zu unserem Flug über die Beschränkungen des Menschlichen hinaus und zu Göttern werden.
Unter den Religionen und spirituellen Richtungen gibt es seit je die *Bhakti*-Wege (von Sanskrit *Bhakti*, Liebe zu Gott), die die Erlösung in der Liebe und Hingabe suchen, an Gott, den Guru oder das spirituelle Ideal, und die *Jnana*-Wege (von Sanskrit *Jnana*, Wissen), die die Erlösung im rechten Wissen und Verständnis suchen.
Im Tantra gibt es sowohl *Bhakti*- wie *Jnana*-Elemente, und es gibt Individuen, die mehr zu dem einen Weg neigen oder mehr zu dem anderen. Im Grunde aber lehrt Tantra die Einheit von beidem: die Einheit und Polarität von Geist und Materie, Verständnis und Liebe, Freiheit und Hingabe, Mann und Frau.
Erst wenn wir auf beiden Beinen stehen, können wir gehen, erst wenn wir auf beiden Flügeln stark genug sind, können wir fliegen, erst wenn der Baum tiefe Wurzeln hat und auch oberhalb

des Erdbodens hoch hinausragt, ist er gesund und kann wachsen.
Tantra ist kein Weg für Einseitige. Es ist ein Weg des Gleichgewichts und der Vervollständigung.

Tantra ist praktisch

W*enn* uns das Einwohnermeldeamt oder sonst eine Behörde das nächste Mal wieder ein Formular hinlegt mit der Frage nach unserer Konfession, was sagen wir da? Tantra?
Man kann Tantra nicht als Religion und auch nicht als Konfession bezeichnen. Konvertieren zum Tantra? Absurd. Man kann dem ja nicht einmal beitreten! Es gibt keine Organisation, die Tantra vertritt und Mitglieder sammelt. Andererseits ist Tantra mehr als nur ein frischer Wind aus dem Osten (oder aus dem siebten Himmel), mehr als nur eine Philosophie und Lebenshaltung, denn Tantra lebt vor allem in der Praxis.
Auch im Tantra gilt: Übung macht den Meister. Schöne Gedanken sind wichtig – gerade im Tantra wird auf die Kultivierung der Gedankenwelt und Vorstellungskraft viel Wert gelegt –, aber bei weitem nicht alles. Entscheidend ist unsere Lebenspraxis, unser Umgang mit uns selbst und mit anderen.
Man oder frau kann den Weg mit Hilfe von Lehrern gehen oder allein, quasi autodidaktisch, *free floating* mit wechselnden Partnern oder *deep diving* mit nur einem. (In dieser Formulierung pflegte Margo zu Beginn ihre Gruppen zu fragen, wer sich in welche Kategorie einordnen wolle.
In den meisten größeren Städten gibt es Tantra-Zirkel, die sich mehr oder weniger regelmäßig treffen.

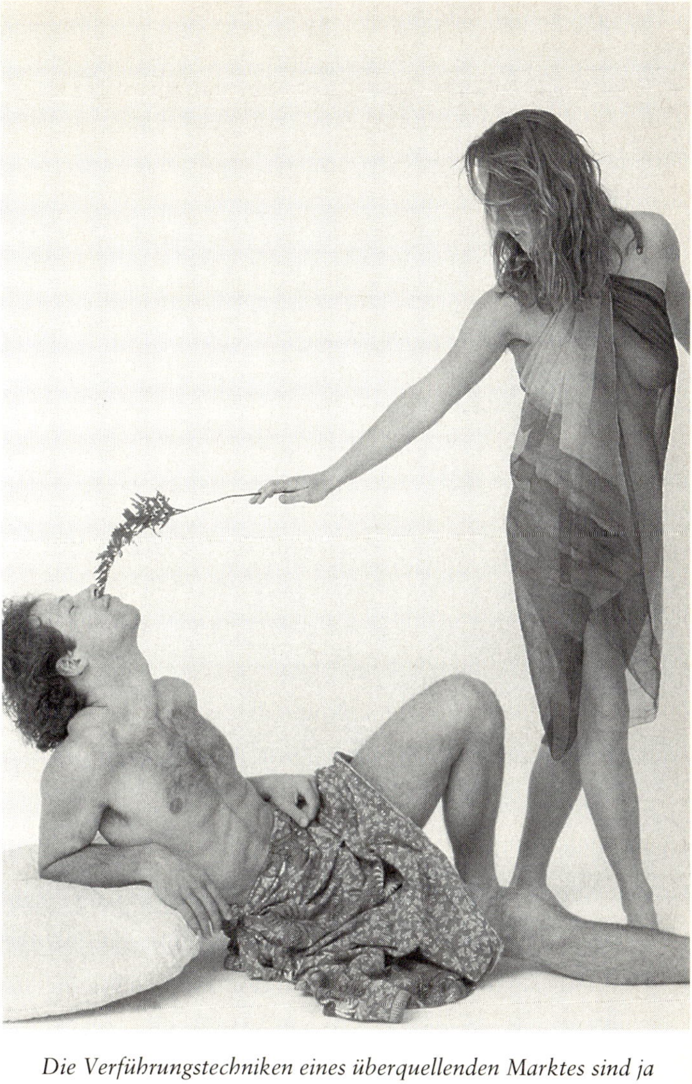

Die Verführungstechniken eines überquellenden Marktes sind ja noch geradezu tantrisch zu nennen …

Orgoville International etwa hat in Mitteleuropa ein Netzwerk aufgebaut (gegründet von den Osho-Schülern Plesse/St. Clair); Vajradhatu (gegründet von dem verstorbenen tibetischen Tantra-Meister Chögyam Trungpa) hat Zentren in vielen Städten des Westens (Adressen siehe Anhang).

Wer tiefer in Tantra eintauchen will, tut auf alle Fälle gut daran, mal eine Tantra-Gruppe mitzumachen, eventuell auch etwas Längeres, eine fortlaufende Gruppe oder ein Jahrestraining. Das muß dann nicht zum Beruf des Tantra-Lehrers oder der Tantra-Lehrerin führen. Ein guter *Tantrika* (das ist die dem Indischen entsprechende Schreibweise für Tantriker, männlich wie weiblich) ist nicht unbedingt auch ein guter Lehrer.

Ein Jahrestraining verwandelt das Leben der Teilnehmer viel nachhaltiger als ein einzelnes Seminar, das in den meisten Fällen nicht mehr bedeutet, als ein bißchen hineinzuschnuppern.

Die Prüfung bringt der Alltag: Wieviel von der Ekstase deiner Tantra-Gruppen oder Retreats kannst du in den Alltag mitnehmen, in deine Partnerschaft, deinen Job, deinen Umgang mit deinen Kindern?

Wenn du dabei derselbe geblieben bist, war es kein Tantra

Ich habe in diesem Buch versucht, die Welt des tibetisch-buddhistischen Tantra mit der Welt des mehr aus hinduistischen Quellen gespeisten oder synkretistischen westlichen Neo-Tantra zu verbinden. Denn ich bin davon überzeugt, daß beide Richtungen sehr viel zu einer Form des Tantra beizutragen haben, die wir heute brauchen.

Das buddhistische Tantra hat vor allem den Geist der Lehre (als Gegensatz zur körperlichen, sexuellen Praxis) zur höchsten Blüte gebracht und ist in seiner Forderung nach Erkenntnis der Egolosigkeit – zu Recht, meine ich – kompromißlos.

Ich betone noch einmal, um Verwechslungen und Irrtümern vorzubeugen: Tantra ist nicht bloß eine Sammlung von Liebesspielen. Tantra ist leicht, spielerisch und natürlich, das ist wahr. Um den transzendenten, egoüberschreitenden Aspekt aber kommt kein Tantriker herum. Tantra ist im innersten Kern transformatorisch. Niemand kann Tantra praktizieren und dabei der- oder dieselbe bleiben.

Wenn du derselbe geblieben bist, war es vielleicht ein nettes Liebesspiel, aber es war kein Tantra.

Insofern ist das «eigentliche» Tantra auch nicht verkäuflich oder vermarktbar. Die Vermarktung von Psychotechniken, spirituellen Wegen und den verschiedensten Wegen zur Glückseligkeit ist ja ein unübersehbares Merkmal unserer heutigen spätkapitalistischen Konsumgesellschaft. So wird auch der Begriff des Tantra vermarktet, die tantrischen Methoden und Lehrer/innen-Persönlichkeiten und die Accessoires des tantrischen *Way of Life.* Wer kulturelle Vielfalt und einen Reichtum an Wahlmöglichkeiten für den individuellen Lebensstil haben will, und das ganz ohne ein Verbot von Werbung, der muß wohl dieses Flair des Marktplatzes akzeptieren. Ist uns Tantra für so etwas Profanes zu heilig?

Alles ist heilig – auch der Markt

Im weiteren Sinne ist für Tantra alles heilig. Tantra ist in seinem tiefsten Wesen ein großes Ja zum Leben in allen seinen Ausprägungen. Das umfaßt auch den Markt in allen seinen Formen, von der Verführung (das wäre ja noch geradezu tantrisch im engeren Sinne) bis zur offenkundigen Lüge aus Eigennutz, wenn etwa in einem Wochenend-Workshop für Anfänger die permanente Ekstase versprochen wird.

Ich kenne Puristen, die angesichts solcher Auswüchse Tantra am liebsten wieder zur esoterischen Geheimlehre machen würden, wie sie jahrhundertelang eine war.

Zum einen ist es dafür zu spät. Zum andern kann man es aber durchaus als tantrische Praxis verstehen, zwar nicht die platte Lüge, aber doch die Vielfalt an Verführungstechniken eines üppigen, überquellenden Marktes zu akzeptieren, wenn nicht gar zu lieben. Auch der Begriff des Tantra und die tantrischen Methoden haben ihre Konjunktur. Vielleicht werden sie so gehen, wie sie gekommen sind. Vielleicht wird «Tantra» eines Tages nicht mehr «in» sein – kein heißes Partygespräch mehr und keine erfolgversprechende Anmachmethode («Sag, hast du schon mal was von Tantra gehört?»). Das «eigentliche» Tantra wird bleiben, es wird dann eben anders heißen. Das eigentliche Tantra steht und fällt nicht mit der Popularität dieses Begriffs, und es liegt auch nicht auf der Ebene der Anwendung von Techniken. Weise Göttinnen und Götter haben es in ihrer umsichtigen Schläue ein bißchen tiefer versteckt. Tantra verwandelt nur den, der sich liebevoll hineingibt. Nur die Praktizierenden werden es erfahren. Und wenn sie nicht gerade ein Buch darüber schreiben, wird es ihnen gleichgültig sein, wie das heißt, was sie da genießen.

Die Zukunft des Tantra

Was wir in den 90er Jahren in Deutschland als Tantra vorfinden, ist – auch in der Tantra-Szene, die sich von der sie umgebenden Gesellschaft ja nicht isolieren kann – erst der Anfang einer tantrischen Kultur. Wir sind erst am Anfang unserer Reise in eine Gesellschaft, die Sexualität als etwas Heiliges ehrt, und dieser Anfang, in all seiner Unvollkommenkeit, braucht und verdient eine Menge wohlwollender Nachsicht.

Vom Christentum ausgehend, bis weit ins 20. Jahrhundert, war der verächtliche Umgang mit Sexualität, mit seinen tausendfachen Folgen an Brutalität und Gewalt, die größte innere Wunde der westlichen Gesellschaft. In den von dieser Kultur geprägten außereuropäischen Gesellschaften wird Sex heute noch verachtet.

Durch Heilung kann aus maximaler Schwäche maximale Stärke werden. Aus der tiefsten Verachtung von Sexualität kann die höchste Verehrung von Sexualität werden, indem das Zerstörerische einer solchen Verachtung in vollem Ausmaß erkannt wird.

Sigmund Freud und Wilhelm Reich haben auf diesem Weg Wesentliches geleistet. Auf dem Boden der von diesen beiden Pionieren theoretisch und praktisch vorbereiteten sexuellen Revolutionen in eben dieser, einst extrem sexverachtenden Gesellschaft kann nun Tantra den nächsten Schritt tun und Sexualität rehabilitieren als etwas Heiliges, so wie sie in vielen der frühen Kulturen als etwas Heiliges verehrt wurde.

Wenn die Revolution des Tantra jedoch nur das täte: uns mit dem Ideal eines natürlichen, glücklichen, sexuellen Lebens wieder zu verbinden, wäre mir das zuwenig. Das heutige Tantra kann viel mehr, als uns nur mit dem Ideal einer natürlichen Liebe zu versorgen. Dazu sind meiner Meinung nach drei Schritte nötig:

- Ohne Vergangenheitsgläubigkeit und Quellennostalgie muß sich Tantra befreien von seinen in naiver Magie verfangenen Ursprüngen (Liebeszauber, analoge Rituale u. dgl.).
- Tantra braucht das Wissen um die Nicht-Persönlichkeit aller Erscheinungsformen, das der Buddhismus und die höchsten Formen des Hinduismus (*Vedanta*) so deutlich formuliert haben. Solange es in der Liebe *jemand* gibt, gibt es die Liebe nicht.
- Schließlich darf Tantra auch auf die reichen Schätze unseres modernen Wissens um den Menschen und seine Sexualität nicht verzichten (Freud, Reich, die Bioenergetik, Masters und Johnson, das *Growth Movement* u. a.).

Dann kann Tantra uns in eine natürlichere, weiblichere, glücklichere Gesellschaft führen, in der der Weg *jedes* Menschen, in seiner die Sexualität umfassenden Gesamtheit, ein Weg spiritueller Reifung und höchster Vollendung ist, denn

die Leere braucht keine Stützen,
Mahamudra ruht auf nichts.

Ohne jede Anstrengung,
einfach nur, indem du gelöst und natürlich bleibst,
kannst du das Joch zerbrechen
und Befreiung erlangen.

Literaturangaben

Eine kleine Auswahl wichtiger Bücher zum Thema Tantra:

Margo Anand, *Tantra oder die Kunst der sexuellen Ekstase*, Goldmann Verlag, München 1989, ca. 370 S., geb., DM 39,80. Das Handbuch zum Thema, von der führenden Tantra-Lehrerin des Westens. Umfassend, fundiert und praxisbezogen.

Nik Douglas / Penny Slinger, *Das Grosse Buch des Tantra*, Sphinx Verlag, Basel 1985, geb., DM 94,–.
Umfassend, praktisch und mit Zeichnungen reich illustriert. Im Kern hinduistisch orientiert, bei starker Berücksichtigung des chinesischen Taoismus. Eines der schönsten und umfassendsten Bücher über Tantra.

Gerd-Wolfgang Essen / Tsering Tashi Thingo, *Die Götter des Himalaya – buddhistische Kunst Tibets*, Prestel Verlag, München 1989
Ein sehr schöner Bildband über die tantrische Kunst Tibets, mit kurzen, aufschlußreichen Texten zu den Bildern. Sieht nicht aus wie ein Tantra-Buch, ist aber eins und ein gutes, speziell zum buddhistischen Tantra. Großformatig, geb., DM 98,–.

Jolan Chang, *Das Tao für liebende Paare – Leben und Lieben im Einklang mit der Natur*, Rowohlt Verlag 1983. Ein schönes, mutiges und offenherziges Buch über die taoistische Liebeskunst von einem, der sie selbst bis ins hohe Alter praktiziert. Pb., ca. 240 S., DM 14,80.

Osho, *Die höchste Einsicht*, Osho Verlag 1992, Pb., 340 S., DM 14,80. Der Tantra-Meister des 20. Jh. spricht über Tilopas «Gesang von Mahamudra», eine Quelle aus dem frühen tibetischen Buddhismus. Tiefe Weisheit und zeitlose Poesie kommen hier auf leichten Füßen daherspaziert.

Osho, *Das Buch der Geheimnisse*, Osho Verlag 1992, ca. 340 S. Pb., DM 24,80. Derselbe Autor über eine hinduistische Quelle: die 112 Techniken aus dem Vigyan Bhairav Tantra.
Eine unerschöpfliche Quelle tantrischer Meditationstechniken, die weit über den sexuellen Bereich hinausgehen.

Michael Plesse & Gabrielle St. Clair, *Feuer der Sinnlichkeit, Licht des Herzens – Tantrische Selbsterfahrung für einzelne und Paare*, Vaduz 1988. Als Taschenbuch bei Goldmann, ca. 240 S., DM 16,80. Ein herzorientiertes und praktisches Buch, das westliche Selbsterfahrungstechniken mit altem tantrischem Wissen verbindet.

Dagyab Kyabgön Rinpoche, *Buddhismus im Westen* (Schriftenreihe der DBU, München 1993). DM 6,–.
Der in Tibet geborene hohe Lehrer des Vajrana, der an der Uni Bonn als Tibetologe arbeitet und außerdem im Chödzong-Zentrum (s. Adressenliste) Theorie und Praxis des Tantra lehrt, gibt eine kleine Einführung in das tibetische Tantra.

Khetsün Sangpo Rinpoche und Jeffrey Hopkins, *Die Praxis des Tantra*, Diederichs Verlag, München 1988. Ca. 220 S., DM 38,–. Eine ausführliche Einführung vor allem in die traditionelle geistige Lehre des tibetisch-tantrischen Buddhismus.

Benjamin Walker, *Tantrismus – die geheimen Lehren und Praktiken des linkshändigen Pfades*, Sphinx Verlag, Basel 1987. Relativ ausführlich zur Geschichte des Tantra; enthält im Anhang eine reichhaltige, 24seitige Bibliographie mit (v. a. englischen) Büchern bis 1980. Walkers Bibliographie mag uns reichhaltig erscheinen. In seinem Buch The Tantric Tradition (London, 1965) schätzt ein anderer Gelehrter, Agehananda Bharati, jedoch, daß eine komplette Bibliographie des Tantra 700 Seiten umfassen würde. Walkers ambivalente Haltung zum Thema dürfte seine Auswahl und Beurteilung beträchtlich gefärbt haben (1994 nicht mehr lieferbar).

Wer weiter in die Ursprünge der östlichen Lehren einsteigen will, dem empfehle ich zum Nachschlagen das ausgezeichnete Lexikon der östlichen Weisheitslehren (Buddhismus – Hinduismus – Taoismus – Zen) im O. W. Barth Verlag mit vielen kurzen, sachkundigen Beiträgen auch zum Tantra. Z. Zt. (1994) leider nicht mehr lieferbar.

Zeitschriften

Monatlich erscheint:
connection – Meditation, Vision, Lebenskunst, Liebe, Sexualität, Bewußtsein
Die einzige tantrisch orientierte Monatszeitschrift, mit vielen Beiträgen auch über andere spirituelle Wege.
Einzelpreis 7,– DM/sFr, Jahresabo DM 68,– (D) oder 74,– (CH, A)
Zu beziehen über connection Medien GmbH, Hauptstr. 5, D-84494 Niedertaufkirchen, Tel. (0 86 39) 60 09-0, Fax (0 86 39) 60 09-0, sowie in esoterischen Buchläden und an Presseverkaufsstellen.

Halbjährlich erscheint:
Tantra – Sex, Sinnlichkeit und Spiritualität
Meines Wissens die einzige Zeitschrift, die sich ganz dem Thema Tantra gewidmet hat. Berichtet vor allem über das moderne, westliche Tantra, das dem Growth Movement entwachsen ist.
Einzelpreis sFr 6,–, DM 7,–, Abo für 4 Ausgaben sFr 21,–, DM 24,50
Zu beziehen über Edi Goetschel, Nidelbadstr. 56, CH-8038 Zürich, Tel./Fax: 00 41/-(0)1-4 83 05 69.

Tantra praktisch – Adressen

Connection-Seminare
(mit Alan Lowen sowie
Wassertantra mit Harold Dull
Aman Schröter,
Kaya & Nirvano)
Hauptstr. 5
D-84494 Niedertaufkirchen
Tel: (08639) 6009-51
Fax: (08639) 1219

Skydancing Tantra
(nach Margo Naslednikov)
Schönbergstr. 17
D-83646 Bad Tölz
Tel: (08041) 74648
Fax: (08041) 74649

Orgoville International
(Gabrielle St. Clair und
Michael Plesse)
c/o Borghild Schudt
Hoheneggstr. 102
D-78464 Konstanz
Tel: (07531) 31988
Fax: (07531) 32873

Im Garten der Liebe
(mit Hellwig Shinko
und Regina König)
Zaisenhausen 13
D-74673 Mulfingen
Tel: (07936) 621
Fax: (07936) 646

Tantrische Alchimie
(mit Iris und Vartul)
c/o Focus
Alexanderstr. 81
D-70182 Stuttgart
Tel: (0711) 245585
oder (08158) 3655

Institut für integrative Therapie
(Volker Bechert)
Hofmannstr. 21
D-91052 Erlangen
Tel: (09131) 22357
Fax: (09131) 22394

Tantra für Rebellen
(mit Advaita Maria Bach)
Adelheidstr. 84
D-65185 Wiesbaden
Tel: (0611) 374748
Fax: (0611) 3081084

Vajradhatu Europa
(tibetisch, nach
Chögyam Trungpa)
Zwetschenweg 23
D-35037 Marburg
Tel. (06421) 34244

zu zweit

«Die Liebe hat nun einmal dieses Übel, daß Krieg und Frieden immer wechseln.»
Horaz, Satiren

Lonnie Barbach
Mehr Lust *Gemeinsame Freude an der Liebe*
(rororo sachbuch 8721)

Cheryl Benard / Edit Schlaffer
Männer *Eine Gebrauchsanweisung für Frauen*
(rororo sachbuch 8820)

Marty Klein
Über Sex reden *Heimliche Wünsche, verschwiegene Ängste*
(rororo sachbuch 8824)

Tina Tessina
In guten wie in schlechten Tagen
Anregungen für homosexuelle Paare
(rororo sachbuch 8782)
Dieses einfühlsame Buch trägt den besonderen Möglichkeiten und Problemen homosexueller wie lesbischer Beziehungen Rechnung und gibt praktische Anregungen vom ersten Flirt bis zur Goldenen Hochzeit.

Diane Vaughan
Wenn Liebe keine Zukunft hat
Stationen und Strategien der Trennung
(rororo sachbuch 8818)

Judith Sills
Liebe nach dem ersten Blick
Handbuch für Romantiker
(rororo sachbuch 9134)
«Dies ist kein Buch über hoffnungslos unglückliche Beziehungen, sondern eines über potentiell glückliche.»

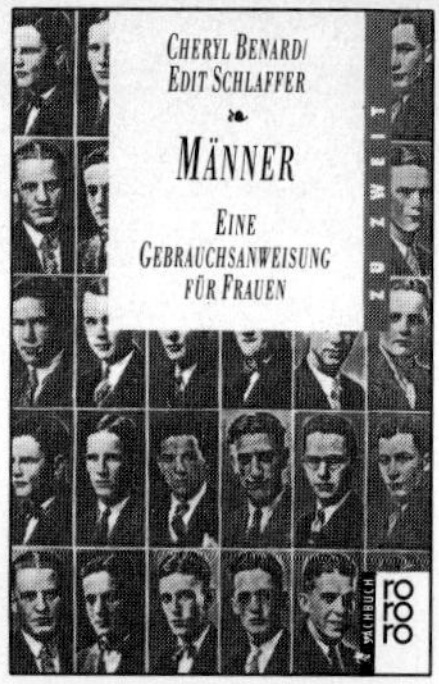

Béatrice Hecht-El Minshawi
Zwei Welten, eine Liebe *Leben mit Partnern aus anderen Kulturen*
(rororo sachbuch 9141)

rororo sachbuch

Sämtliche Bücher und Taschenbücher zum Thema finden Sie in der *Rowohlt Revue*. Jedes Vierteljahr neu. Kostenlos in Ihrer Buchhandlung

3404/2